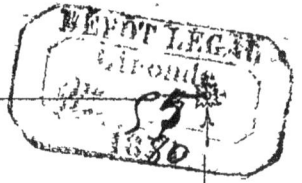

PRONOSTIC

DE

L'ALIÉNATION MENTALE

PAR

le Dr LAGARDELLE

Lauréat de l'Académie nationale de médecine, de la Société
médico-psychologique, de la Société médicale d'Anvers,
Membre de la Société des Archivistes de France, de la Société
de médecine légale, de la Société de médecine de Marseille, de la Société
de médecine et de chirurgie de Bordeaux, etc,
Médecin en chef de l'asile d'Aliénées de Bordeaux, chargé du cours
de clinique des maladies mentales.

DEVISE : *Vita brevis, ars longa.*
judicium difficile.

→ >>✕<< ←

BORDEAUX

P.-M. SORIANO

IMPRIMEUR-ÉDITEUR

40, RUE DES MENUTS

PARIS

J. BAZIRE

LIBRAIRE

49, BOULV. MALESHERBES

PRONOSTIC

DE

L'ALIÉNATION MENTALE

PRONOSTIC

DE

L'ALIÉNATION MENTALE

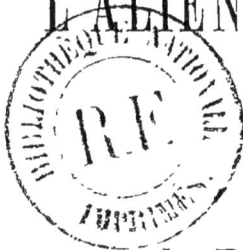

PAR

le Dr LAGARDELLE

Lauréat de l'Académie nationale de médecine, de la Société
médico-psychologique, de la Société médicale d'Anvers,
Membre de la Société des Archivistes de France, de la Société
de médecine légale, de la Société de médecine de Marseille, de la Société
de médecine et de chirurgie de Bordeaux, etc.,
Médecin en chef de l'asile d'aliénés de Bordeaux, chargé du cours
de clinique des maladies mentales.

DEVISE *Vita brevis, arslonga,*
judicium difficile.

————>>×‹‹———

BORDEAUX		PARIS
P.-M. SORIANO		J. BAZIRE
IMPRIMEUR-ÉDITEUR		LIBRAIRE
40, RUE DES MENUTS		43, BOULV. MALESHERBES

INTRODUCTION

Ce n'est pas sans les plus grandes appré-
hensions que nous essayons de rechercher les
principaux éléments de pronostic dans les
affections mentales.

Le pronostic, en général, a toujours été
considéré comme une des parties les plus
importantes et les plus difficiles des sciences
médicales (*Medicus curandi rationem optime
molietur, si ex præsentibus affectionibus futura
prænoverit* (HIPPOCRATE).

CHOMEL l'a défini : un jugement que l'on porte
d'avance sur les changements qui doivent
survenir dans le cours d'une maladie.

On a dit aussi qu'il était la résultante de la
totalité des circonstances capables d'éclairer la
scène morbide.

Ces difficultés, qu'on reconnaît dans la pathologie ordinaire, acquièrent des proportions
considérables dès qu'il s'agit d'affections mentales qui n'ont été sérieusement étudiées que
depuis le commencement du siècle.

Le pronostic est à la fois une science et un
art se prêtant un mutuel appui.

Indépendamment des règles physiologiques
et pathologiques, des principes arrêtés, du
corps de doctrine qui lui confère les attributs
scientifiques, il exige une éducation spéciale,
des sens bien dressés à l'observation des phéno-

mènes morbides, l'habitude clinique qui permet d'apprécier les nuances expressives et de ressentir des troubles intimes qui ne sont pas toujours visibles.

Malgré ces difficultés, la recherche du pronostic en aliénation mentale est possible et doit donner d'importants résultats.

La maladie est une succession de phénomènes étroitement liés.

« Les maladies, dit DOUBLE, ont une marche fixe, une physionomie constante que les médecins découvrent fort bien au milieu de toutes les modifications infinies dépendantes du sexe, de l'âge, du tempérament, des saisons, etc., qui viennent les masquer. »

Les actes de la vie, subordonnés au libre arbitre, se produisent et se succèdent en vertu de circonstances variables à l'infini, sans jamais obéir à des lois fixes.

S'il n'est pas permis de prévoir le rôle qu'un homme doit jouer sur la scène du monde parce qu'il est libre et que sa vie est extrêmement variable à cause de l'absence de fatalité, il n'en est pas de même de la maladie, succession obligée de symptômes que nous devons connaître et prévoir.

Le pronostic rentre donc dans l'ordre des choses possibles ; mais nous ne devons pas nous dissimuler qu'il est, en aliénation mentale surtout, la partie la plus difficile et la plus délicate.

La folie n'est un peu comme scientifiquement, que depuis qu'on a pu l'étudier sur une grande échelle.

L'observation clinique a fait faire à son étude plus de progrès en quelques années que les discussions philosophiques, doctrinales et religieuses, n'ont produit pendant des siècles.

Le médecin aliéniste se trouve sans cesse, vis-à-vis des familles, des tribunaux, des administrations publiques, en présence d'une question de pronostic.

Il faut répondre catégoriquement et ne pas oublier que ceux qui interrogent ne sauraient admettre d'erreur, car ils ignorent absolument les difficultés de ce pronostic qu'ils veulent connaître.

Après avoir acquis la connaissance intime de la maladie, après avoir reconstruit, souvent par une intuition rétrospective, les traits effacés de son histoire, il reste à déterminer, par une prescience presque divine, ses événements futurs.

On ne doit négliger aucun des éléments qui constituent l'histoire passée et présente du malade, il est indispensable de se prémunir contre toute surprise si on veut assurer le triomphe de la médecine et sauver son honneur.

A part quelques indications générales et timides qu'on rencontre çà et là dans les auteurs qui se sont le plus occupé des affections mentales, il n'existe pas, à notre connaissance, d'étude spéciale sur le pronostic de la folie.

Cette étude, impossible jusqu'au commencement du siècle, peut être faite aujourd'hui, mais elle offre de telles difficultés qu'on n'a pas eu, croyons-nous, jusqu'à ce jour le courage ou la témérité de l'entreprendre.

Il a fallu que l'académie de médecine, désireuse d'encourager les progrès de la psychiatrie, choisissie pour le concours Farlet (1878), (1) cette question si importante à tous les points de vue.

Loin de nous la prétention de traiter ce sujet d'une façon complète; nous serions trop heureux, dans ce modeste travail, de tracer quelques jalons utile et d'apporter notre pierre à l'édifice des sciences médicales.

----

(1) Ouvrage récompensé par l'Académie nationale de médecine.

PREMIÈRE PARTIE
PATHOLOGIE GÉNÉRALE

CHAPITRE PREMIER

CONSIDÉRATIONS GÉNÉRALES. — CURABILITÉ.
INCURABILITÉ

La question du pronostic en aliénation mentale est essentiellement clinique et nous sortirions, croyons-nous, du sujet dans lequel nous voulons nous renfermer rigoureusement, si nous cherchions des considérations historiques sinon inutiles, du moins déplacées.

Constatons que les discussions doctrinales et philosophiques ont notablement empêché les recherches qu'il nous est permis de faire aujourd'hui.

La folie, dit VOLTAIRE, est une maladie qui empêche un homme de penser et d'agir comme les autres.

STAHL place dans l'âme la cause et le siége de la folie (animisme).

LEURET dit que le fou est un homme qui se trompe.

IDELER, Directeur d'une maison d'aliénés à Berlin, professe que la folie est une maladie de l'âme où le corps n'a rien à voir ; et pour HENI-ROTH, c'est une punition du péché.

On se demande encore si la folie est une maladie de l'esprit ou du corps.

Il ne nous paraît d'aucune utilité d'entrer dans la discussions de différentes doctrines qui font de la folie une maladie de l'âme, de l'esprit, du principe vital ou une punition de Dieu.

Nous considérons l'aliénation mentale comme une affection spéciale des centres nerveux et nous appliquerons à l'étude de son pronostic les méthodes purement médicales.

Indépendamment de conceptions étranges nées d'idées philosophiques et religieuses, il existe des préjugés dangereux ; l'un d'eux tend à établir que la folie est incurable.

Il résulte de statistiques générales nombreuses, faites avec le plus grand soin, que la proportion des guérisons comparées, au nombre des admissions est d'environ 30 pour cent.

Si on retranche des admissions tous les malades reconnus absolument incurables, cette proportion s'élève à 50 pour cent.

La moyenne des guérisons constatées sur un très grand nombre de malades en France, en Angleterre et en Ecosse a donné une proportion variant de 30 à 40 pour cent.

Pour les cas de folie simple aiguë (manie. mélancolie, monomanie), la proportion s'est élevée jusqu'à 58 pour cent.

On a aussi constaté que sur 100 guérisons, 85 ont été obtenues durant la première année du traitement.

Ces faits bien constatés, irréfutables, malheureusement trop peu nombreux, prouvent la fausseté de cette assertion.

En dehors des formes d'aliénation mentale curables dans des conditions que nous aurons à déterminer, nous devons considérer les cas reconnus incurables sous divers aspects, qui modifient le pronostic.

Une maladie incurable dure plus ou moins, elle peut se terminer de différentes façons qu'il est utile de prévoir, il est permis dans bien des cas d'obtenir quelque amélioration, d'éviter des complications connues, d'annoncer des rechutes.

Ces considérations qu'il serait facile d'étendre prouvent suffisamment que le pronostic n'a pas exclusivement pour but d'affirmer simplement la curabilité où l'incurabilité.

Nous sommes ainsi amenés dans la recherche des éléments de pronostic à l'étude attentive de l'histoire générale et spéciale des affections mentales.

CHAPITRE II

ÉTIOLOGIE

Les causes de la folie sont prédisposantes ou déterminantes, morales ou physiques, générales, locales ou individuelles.

Leurs influences infiniment variables sur le pronostic peuvent être modifiées selon qu'elles sont lentes ou subites, continues ou de courte durée.

L'examen rapide des principales causes d'aliénation mentale nous permettra d'indiquer pour chacunes d'elles les conditions spéciales qui modifient le pronostic.

Hérédité.—L'hérédité domine toute la pathologie mentale. Cette cause de premier ordre, très-fréquente et très-grave, est souvent bien difficile à déterminer, et pourtant il est de la plus haute importance, pour le médecin, de la constater sous peine de commettre de graves erreurs de pronostic.

Elle exerce sur la marche de la maladie une influence immense.

Pour apprécier le rôle qu'elle joue dans la détermination et les manifestations de l'aliéna-

tion mentale, il ne suffit pas de s'informer s'il y
a eu des aliénés parmi les collatéraux et les
ascendants, mais il faut, de l'avis de tous les
auteurs qui ont étudié longuement cette question
capitale, rechercher tous les états nerveux, les
bizarreries de caractère, les originalités, les
habitudes alcooliques ou autres, le mode d'existence, les affections chroniques, les mariages
consanguins, etc. (1)

BAILLARGER dans ses recherches sur l'épilepsie, basées, sur 600 observations est arrivé aux
conclusions suivantes :

1º La folie de la mère, sous le rapport de l'hérédité, est plus grave que celle du père, non-seulement parce qu'elle est plus fréquemment héréditaire, mais encore comme se transmettant à
un plus grand nombre d'enfants.

La transmission de la folie de la mère est
plus à craindre pour les filles que pour les
garçons ; celle du père est plus à craindre pour
les garçons que pour les filles.

L'influence de l'hérédité sur le pronostic varie
avec le degré de puissance de cette cause et
l'époque des premières constations.

L'hérédité n'est pas une cause absolue d'incurabilité, il existe un trop grand nombre de faits
et on en observe tous les jours qui prouvent cette
assertion. Cette cause doit être considérée

---

(1) L'influence héréditaire n'est pas toujours directe et continue.
Il arrive souvent qu'elle saute une génération. Les rapports
intimes qui lient le physique et le moral, dont CABANIS a fait une
étude spéciale, éclairent bien des questions héréditaires considérées de la façon la plus large.

comme un élément fâcheux enlevant une chance importante de guérison.

Age. — La folie ne se manifeste guère qu'après la puberté ; sa plus grande fréquence se montre de 30 à 40 ans, c'est-à-dire au moment où la raison humaine, entièrement développée, possède toute sa puissance et a le plus souvent besoin de se manifester.

Ce n'est pas lorsque les passions de la jeunesse sont les plus violentes, mais après cette période de la vie où elles sont plus directement en lutte avec la raison.

Après s'être laissé emporter par la fougue des passions, sans opposer aucune résistance, sans avoir aucun souci de l'avenir, fatigué par ces excès, on regarde devant soi et on éprouve le besoin physique, moral et social de mettre un frein salutaire à ces débordements. On oppose les calculs de la raison à l'insouciance du passé qu'il faut à tout prix ne pas continuer. Après avoir obéi aveuglément aux impulsions des sens, aux inspirations du cœur, il faut imposer silence à ces sentiments et raisonner tous les faits du présent, pour se préparer un avenir auquel on ne s'était pas jusque là donné la peine de penser.

Après les douces émotions des plaisirs, sans souci du lendemain, vient rapidement l'activité fiévreuse de l'ambition.

Au moment où les organes sont fatigués par l'abus presqu'inévitable des passions de la jeunesse, de nouvelles passions leur imposent de nouvelles fatigues, et la raison qui n'a encore subi aucun choc, doit lutter d'un côté contre les habitudes, les goûts, ces tendances d'un passé

qui n'est plus possible, et calculer en même temps
tous les moyens de préparer un avenir heureux,
tout en résistant aux passions nouvelles qui tendent sans cesse à imposer à nos organes et à
nos facultés des fatigues excessives qu'ils ne
sont pas toujours en état de supporter.

Cette période de la vie, qui fournit le plus
grand nombre d'aliénés, donne en même temps
le plus grand nombre de guérisons.

Il en résulte que la plus grande fréquence de
l'aliénation mentale, dans des conditions déterminées, ne saurait être considérée comme une
cause d'incurabilité.

A cette époque de l'existence, comprise entre
30 et 40 ans, le cerveau jouit de sa plus grande
activité et, s'il est plus menacé, il possède aussi
de plus grandes ressources.

Sexe. —Les formes diverses d'aliénation mentale offrent parfois des différences capitales
d'après les sexes.

Indépendamment des maladies propres à la
femme, il en est dont la fréquence est beaucoup
plus considérable dans un sexe que dans l'autre.
La paralysie générale progressive est beaucoup
plus commune chez l'homme, quoique depuis
quelques années elle semble se montrer chez la
femme plus souvent qu'autrefois.

La femme est soumise à des causes nombreuses et variables de folie, qu'il faut chercher
dans sa constitution physique et morale, son
existence et sa destinée.

L'homme soumis à des influences différentes
subit l'action des causes générales ou locales
inhérentes à son sexe, et dont on trouve souvent

la source dans les manifestations de son caractère, de ses goûts, de ses habitudes, de ses penchants, de ses passions.

Les folies sympathiques, résultant d'altérations d'appareils autres que le cerveau, sont souvent très différentes dans chaque sexe, et cela se conçoit aisément si on tient compte de l'absence ou de la présence de certains organes et de leurs fonctions.

Il résulte de statistiques générales que l'homme est plus souvent atteint que la femme dans la proportion de 113 hommes pour 100 femmes.

Les guérisons sont plus nombreuses chez les femmes que chez les hommes.

La mortalité est plus considérable chez les hommes, surtout à cause du contingent fourni par la paralysie générale progressive.

Tempéraments — Constitutions. — Les tempéraments nevroso-sanguins et nerveux peuvent être considérés en général comme une cause prédisposante des affections mentales. Ils impriment parfois à la forme de la maladie, à sa marche, à ses manisfestations, un carctère spécial qui peut donner la mesure de l'influence qu'ils ont exercée sur l'encéphale avant l'explosion du mal.

Il est des formes de folie qui se rapportent d'une manière frappante à certaines variétés de tempéraments; cela s'explique par l'influence constante et réciproque du physique sur le moral des tempéraments et des constitutions, sur le caractère et le mode d'existence.

La circulation cérébrale est en partie sous la

dépendance du tempérament et de la constitution de l'individu.

Le caractère, qui n'est le plus souvent qu'un
dérivé phsychique, lorsqu'il offre certaines tendances exagérées ou anormales, constitue plutôt
une prédisposition éloignée qu'une cause prochaine d'aliénation mentale.

État Civil. — Il est démontré de la façon la
plus incontestable par toutes les statistiques générales sur la folie, que les aliénés célibataires
sont toujours beaucoup plus nombreux que
ceux qui sont mariés ou veufs.

Les différences statistiques sont si considérables qu'il serait, selon nous, peu exact d'admettre
qu'elles donnent la mesure rigoureuse de l'influence exercée par le célibat sur la détermination de la folie.

Il est certain que le genre de vie physique,
morale et sociale du célibataire peut exercer
sur son cerveau une fâcheuse influence, que
nous admettons volontiers; mais nous ne pouvons lui attribuer tous les cas observés.

L'idiotie, affection congénitale, ne saurait être
attribuée au célibat qui en est plutôt la conséquence.

Les épileptiques qui deviennent aliénés à une
époque plus ou moins reculée, restent souvent
célibataires à cause de leur maladie.

Les alcoolisés, les déclassés, les originaux,
tous ceux chez qui le caractère bizarre, les habitudes excentriques, l'existence problémati-
que, la valeur sociale et morale plus ou moins
nulle, les capacités douteuses, constituant de

véritables prédispositions, se marient peu, et lorsqu'ils sont atteints de folie, il ne serait pas juste d'en accuser le célibat.

Depuis quelque temps, dans nos recherches statistiques nous avons été frappé d'un fait que nous avons supposé tout d'abord accidentel.

En rassemblant deux cents observations de paralytiques hommes, prises dans un établissement situé auprès d'un grand centre de population, contrairement à ce qui se produit pour la folie en général, le nombre des cas de paralysie générale a été beaucoup plus grand chez les hommes mariés que chez les célibataires.

Cette indication, si elle est affirmée de nouveau, comme nous l'espérons, mettra sur la voie de la cause réelle de la paralysie générale progressive, surtout si on constate que ce fait n'existe pas pour les femmes.

Professions. — Les professions, considérées exclusivement, occupent, dans l'étiologie de l'aliénation mentale, une place peu importante, quoique très variable, selon qu'elles affectent un caractère intellectuel, commercial, industriel, agricole ou exclusivement manuel et plus ou moins automatique.

L'activité cérébrale, le genre de vie qui résulte de certaines professions constitue les véritables causes de folies plutôt que les professions considérées en elles-mêmes.

Parchappe a classé les professions d'après le degré de prédisposition variant entre 9.60 et 0,42 sur 1,000, comme il suit :

PROFESSIONS	NOMBRE des ADMISSIONS	CHIFFRE de la POPULATION	PROPORTION sur 1000 HABIT.
Artistes...............	229	23.839	9.60
Juristes	253	30.050	8.41
Ecclésiastiques.......	341	82.371	4.13
Médecins et pharma-ciens.............	152	39.424	3.85
Professeurs et hommes de lettres.........	332	93.032	3.56
Militaires et Marins..	718	360.135	1.99
Domestiques et jour-naliers	4.359	2.803.917	1.55
Fonctionnaires publics et Employés.......	575	372.440	1.37
Rentiers et proprié-taires	1.363	1.170.926	1.01
Ouvriers de l'industrie et de l'agriculture .	10.556	15.788.038	0.66
Commerçants et négo-ciants	1.159	2.672.467	0.42

Éducation. — L'influence psychologique de l'éducation ne peut bien s'apprécier sans la connaissance profonde de deux éléments dont l'importance s'affirme sans démonstration ; ce sont le sujet et les diverses influences auxquelles il est soumis.

Lorsqu'il existe un germe héréditaire d'une certaine puissance, rien ne peut arrêter son éclosion, et, dans ce cas, l'influence de l'éducation ne saurait être prise en sérieuse considération.

Mais les influences infiniment variables modifient d'une manière parfois surprenante les idées, les tendances, le caractère, les penchants, les passions, selon l'âge, le sexe, le tempérament, les sympathies, etc.

Il est certain que les enfants gâtés, selon l'expression vulgaire, si souvent applicable, se trouvent vers l'âge mûr dans des conditions mentales très défavorables, à cause de la direction éminemment vicieuse qu'on a donné aux manifestations nécessaires de l'esprit et du cœur.

L'homme habitué pendant sa jeunesse à imposer ses volontés et ses caprices, éprouve des impressions nerveuses plus ou moins vives dès qu'il rencontre un premier obstacle, qui l'initie aux réalités de la vie humaine, dont il n'a point, jusqu'alors, compris les nécessités et les lois.

Instruction. — L'instruction incomplète, avortée, superficielle, fausse le jugement et conduit parfois à l'aliénation mentale, plus sûrement que l'ignorance qui ne produit, en général, que l'arrêt du développement de certaines facultés.

Poussée à l'excès, surtout lorsqu'il s'agit d'études qui dépassent la puissance de la raison humaine, elle peut, comme les meilleures choses, dont on ne doit jamais abuser, devenir une cause importante ou le point de départ de l'aliénation mentale.

Civilisation. — *Progres.* — Chaque chose a son bon et son mauvais côté, il n'y a rien d'absolument parfait, et les institutions les plus perfectionnées offrent toujours, à côté de grandes

qualités et d'immenses avantages, des défauts
et des inconvénients.

Si on rapporte à la civilisation et au progrès
les fatigues physiques, morales et intellectuelles,
l'accroissemment considérable de l'activité
humaine résultant de nos besoins, des tendances,
des ambitions ; les déplacements de population
par les voyages rendus plus faciles, les changements d'habitudes, de climat, d'alimentations,
etc., les préoccupations sociales et individuelles,
les excès de tout genre, la débauche, la misère,
les chagrins domestiques, il est certain qu'il y
a là des causes puissantes d'aliénation mentale.

Mais à côté de ces graves inconvénients, qui
semblent résulter de la civilisation, qu'il est
toujours facile d'éviter, ou du moins d'amoindrir
notablement, nous ne devons pas oublier que
l'augmentation de l'aisance, de l'instruction, de
la moralité, les facilités de l'existence morale
et matérielle, un développement convenable des
sentiments religieux et aussi les progrès de la
science de l'homme, diminuent considérablement l'influence des causes générales de la folie.

Idées religieuses. — L'exagération des sentiments religieux, l'ignorance et les superstitions,
qui impriment au délire un cachet tout particulier, ont toujours été des causes très graves
d'aliénation mentale.

« Bien que de nos jours, le zèle religieux soit
plus éclairé, cet élément étiologique possède
encore une importance qui étonne. (MARCÉ)».

Les folies religieuses sont en ce moment relativement fréquentes et d'une guérison difficile

surtout à cause des tendances spéciales de cette cause d'aliénation mentale.

Les conceptions délirantes sont d'autant plus difficiles à combattre et à effacer qu'elles s'appuient sur des principes, des notions et des sentiments plus généraux, plus élevés et plus absolus.

Cette cause de folie aggrave toujours à divers degrés son pronostic.

Événements politiques. — « Les moments de révolution n'exaltent et ne conduisent à la folie que les individus déjà prédisposés et qui probablement seraient devenus aliénés à propos de toute autre cause. (Marcé) »

Cette considération, quoique fort juste, nous oblige à examiner l'influence des événements politiques et sociaux d'une façon plus générale et plus pratique.

Les événements politiques agissent de deux manières différentes, qu'il est important de distinguer, sur l'encéphale de l'homme.

La première action est générale, elle s'exerce sur tous, plus ou moins vivement, d'après le degré de sensibilité et d'impressionnalité de chacun. C'est cette action qui a été contestée et dont l'influence ne s'exerce, comme le dit MARCÉ, que sur des individus prédisposés.

Nous appellerons individuelle la deuxième manière d'agir des événements ou plutôt de leurs conséquences probables ou nécessaires.

La perte de la fortune, la misère, la privation de travail, la mort violente d'un parent, d'un ami, des souffrances morales vives, toutes les causes, en un mot qui exercent une influence incontes-

table sur le physique et le moral de l'homme,
lorsqu'elles se produisent à l'occasion d'événements politiques et sociaux, se généralisent, se
multiplient, quoique leur action soit individuelle
et locale.

C'est surtout par ces motifs, que nous devons
tenir grand compte de l'influence des événements politiques dans la détermination de l'aliénation mentale.

Grands centres de population. — Les grands
centres de population exercent sur les individus
une influence variable, se rattachant surtout à
l'existence morale et matérielle et aussi au fait
de l'agglomération.

Les paralytiques, les alcoolisés sont beaucoup
plus nombreux dans les villes que dans les
campagnes, et comme la vie de ces malades est
très limitée, il y a presque toujours un plus
grand nombre de femmes que d'hommes aliénés
provenant des grandes villes, tandis que pour
les campagnes la proportion des sexes est
inverse.

Les causes qui résultent de l'agglomération
de population sont nombreuses, variées, et
s'adressent à la fois à l'organisme tout entier et
au système nerveux d'une façon parfois plus
directe.

Leur action est donc tantôt primitive, tantôt
consécutive.

Climats, saisons. — L'action des climats sur
la détermination de la folie n'est pas démontrée
d'une façon clinique bien évidente. Il n'est pas
exact de croire que la chaleur, même excessive,
est une cause qu'il faut admettre. C'est à tort

qu'on a supposé une impressionnabilité spéciale du cerveau aux effets de la chaleur.

Il est certain que le soleil peut produire des insolations et des congestions cérébrales, mais alors son action est directe, locale, immédiate. Le froid excessif peut produire aussi sur le système nerveux des effets aussi graves.

Il est des pays froids qui renferment autant et plus d'aliénés que les pays chauds. De certains effets locaux, isolés, de températures excessives, il n'est pas permis de conclure à l'existence bien démontrée de causes générales de folie provenant des climats considérés en dehors de toute autre cause.

L'influence des saisons, sans être bien manifeste, est cependant un peu mieux établie.

Le printemps et l'automne sont considérés comme des saisons critiques pendant lesquelles on constate un assez grand nombre de cas d'aggravation ou d'amélioration notable de la maladie.

L'hiver est fatal pour les paralytiques à cause des conditions organiques dans lesquelles se trouvent ces malades.

L'été est souvent l'époque des explosions, des crises d'agitation, non-seulement à cause de la chaleur, mais surtout parce qu'il succède au printemps, saison pendant laquelle il se produit des excès de tout genre, des changements d'habitudes et des modifications fonctionnelles qui retentissent sur l'organisme et l'encéphale.

Toutes les causes que nous venons de passer en revue ne constituent en général qu'une prédisposition très variable. Il y a là, au point de

vue du pronostic, une question de mesure que
l'habitude clinique seule peut permettre d'apprécier.

Il nous reste à examiner les causes qu'on a
surtout appelé déterminantes. Pour faciliter nos
recherches des éléments de pronostic, nous les
diviserons en morales et physiques.

§ 1er CAUSES MORALES

Tout phénomène extérieur ou intérieur qui
touche directement aux facultés intellectuelles,
morales ou affectives de l'homme peut être
considéré comme une cause morale.

Passions et émotions. — Les passions excessives et les grandes émotions sont des causes
manifestes, incontestables et très fréquentes
d'aliénation mentale.

Elles agissent sur le cerveau, soit directement, soit par l'intermédiaire de diverses fonctions primitivement troublées, telles que la
circulation, la digestion, la nutrition.

L'effet produit par les émotions et les passions
indépendamment des dispositions individuelles,
varie selon qu'elles sont plus ou moins vives,
lentes, de courte durée ou instantanées, agréables ou pénibles.

Au point de vue du pronostic, il est démontré
par les faits de tous les jours que l'instantanéité
et la brièveté d'action sont des conditions
très favorables. Ces conditions, fréquentes pour
les émotions, sont rares pour les passions.

La cause qui frappe les facultés affectives est
d'un pronostic plus favorable que celle qui
s'adresse aux facultés morales et intellectuelles.

Il en est qui frappent directement le système nerveux central, tandis que d'autres affectent surtout certains appareils de l'organisme.

En général, l'effet des émotions est moins à redouter que l'effet des passions.

On est convenu de désigner sous la dénomination d'excès de tout genre, intellectuels ou sensuels, la suite nécessaire, mais qu'il est toujours possible d'éviter de certaines passions qui attaquent l'être physique et dégradent l'être moral. Cette cause entraîne dans la majorité des cas un pronostic fâcheux.

La folie qui en est la conséquence n'a point d'excuse ; elle avilit l'individu doublement coupable et frappe en même temps la famille innocente, seule digne de pitié.

Les chagrins, la misère sont encore des causes généralement involontaires, imméritées, des maladies de l'encéphale ou autres qu'on a trop souvent l'occasion de constater, mais il est agréable et juste de dire que ces causes sont presque toujours d'un heureux pronostic.

Imitation, contagion. — Ces deux mots que l'on confond souvent dans l'appréciation étiologique de l'aliénation mentale, ont pourtant des significations très différentes qu'il est indispensable de bien préciser.

La folie, malgré toutes les affirmations possibles, ne saurait être considérée comme une maladie contagieuse dans le sens propre du mot.

Le contact d'un aliéné ne peut, au point de vue pathologique, produire aucun effet.

Il serait anti-scientifique et illogique de com-

parer l'aliénation mentale au choléra, à la variole
à la syphilis, affections essentiellement conta-
gieuses.

La contagion ne peut résulter que de produc-
tions diverses de la maladie, telles que les virus,
la transpiration, les excrétions et jamais de ses
symptômes.

Personne ne penserait que les crampes des
cholériques sont susceptibles de donner le
choléra.

Si on admettait la contagion de la folie, on
devrait nécessairement la rattacher à ses symptômes, ce qui est impossible.

Le contact de l'aliéné ne peut inoculer ou
produire la folie et il en résulte que la contagion
telle qu'on doit la concevoir n'existe pas pour les
affections mentales.

Mais si le contact est sans effet, nous n'en
dirions pas autant de la vue.

Il est certain que pour des personnes sensibles, impressionnables, prédisposées, la vue
de certains aliénés ou de malades atteints de
névroses convulsives, peut déterminer de
fâcheuses impressions, de vives émotions et
devenir une cause réelle, occasionnelle ou
déterminante d'affections semblables.

Cette cause a été désignée sous le nom,
souvent peu exact, d'imitation.

Elle explique mieux que la contagion ces
épidémies nerveuses du moyen-âge auxquelles
on attribuait une nature et une origine qui ne
sont plus en rapport avec les progrés scientifiques.

Cette imitation était favorisée par certains

sentiments exagérés, une exaltation paroxystique de l'imagination, des idées, des convictions
très arrétées, trés tenaces, un état nerveux
spécial qui préparait, pour ainsi dire, l'explosion
de la maladie.

L'imitation, sans jamais être de la contagion
était voulue ou inconsciente.

Les épidémies nombreuses qui ont été obser-
vées ne sont point, comme on pourrait le supposer, une preuve de contagion. Une maladie épi-
démique n'est pas nécessairement contagieuse.

En dehors de la contagion et de l'imitation
voulue, il est une considération qu'on peut, dans
certains cas, invoquer comme une cause d'une
valeur très variable : c'est l'habitude ou plutôt
l'influence physique et morale que subit l'individu qui vit avec des aliénés.

On subit toujours plus ou moins, et cela d'une
manière inconsciente, l'influence de son entourage ; on contracte certaines habitudes, on
adopte des mots, des expressions, des idées et
des sentiments se rattachant au milieu dans
lequel on vit.

Le degré de puissance et surtout de résistance
des facultés intellectuelles, morales et affectives
n'étant pas le même chez tous les individus, il
en résulte que les hommes qui passent une
partie de leur existence au milieu de malades
atteints d'affections nerveuses et mentales,
peuvent, dans certains cas, sans toutefois
devenir aliénés, ce qui nous parait difficile à
admettre, s'il n'existe une prédisposition ou
d'autres causes, contracter des habitudes qu'on
pourrait attribuer à l'effet de leur entourage.

Emprisonnement cellulaire. — L'emprisonnement cellulaire, appliqué aujourd'hui sur une grande échelle, a été considéré par beaucoup d'auteurs comme une cause plus ou moins grave d'aliénation mentale.

Cette cause, si elle existe, ce qu'il serait facile de démontrer par des statistiques consciencieuses, ne saurait, dans tous les cas, agir également sur tous les individus.

En supposant que le détenu vive matériellement dans des conditions hygiéniques suffisantes, cette cause est de l'ordre moral et ne peut, par conséquent, atteindre que ceux dont les facultés sont susceptibles de subir des impressions morales

Cette considération nous paraît très importante et il y aurait lieu, croyons-nous, d'en tenir compte dans les statistiques.

Il est certain que l'homme profondément vicieux, doué d'une imagination très limitée, de facultés affectives nulles ou peu développées, de facultés morales plus ou moins perverties et de mauvais instincts, qui a subi plusieurs condamnations d'une gravité plus ou moins grande et pour des faits caractéristiques, au point de vue psychique, subira moins l'influence de l'emprisonnement cellulaire qu'un simple condamné politique ou un individu frappé pour la première fois par la loi, pour un acte qui ne prouve en rien la perversité morale.

On pourrait soutenir que l'emprisonnement cellulaire punit d'autant plus qu'on est moins coupable, au point de vue de la loi morale.

Cette question humanitaire et sociale sera

encore longtemps discutée, et on n'arrivera à des applications scientifiques, logiques, rationnelles et justes, qu'après l'avoir sérieusement étudiée sur l'expérience qui 'se fait en ce moment.

§ 2. — CAUSES PHYSIQUES

Les causes physiques, considérées d'une manière générale et d'après les classifications les plus suivies, sont directes ou indirectes, générales ou locales, physiologiques, pathologiques ou spécifiques.

Les éléments du pronostic varient sensiblement d'après la nature de ces causes, et pour chacune d'elles, il existe des nuances que le tact clinique seul permet de saisir.

Les plus importantes que nous nous bornons à rappeler rapidement sont les suivantes :

1º *Chutes. — Chocs sur la tête. — Maladies des os du crâne.*

Indépendamment des commotions cérébrales qui se produisent à la suite de certaines chutes ou de coups sur la tête, il est utile de savoir que, sous l'influence de ces causes directes, la région du cerveau qui est altérée ou troublée, n'est pas toujours en rapport avec le point du crâne qui a été atteint.

La forme de l'instrument contondant, sa direction, son poids, les circonstances variables d'une chute et surtout les dispositions anatomiques et physiologiques de l'encéphale et de la boîte crânienne, expliquent ces altérations organiques où fonctionnelles que l'on constate si souvent sur des points du cerveau qui n'ont reçu aucune impression directe.

On voit, du reste, tous les jours que des coups sur un point du crâne ont pour effet des fractures sur d'autres points.

Les maladies des os du crâne peuvent agir sur le cerveau ou ses fonctions et donner lieu à des troubles intellectuels infiniment variables, dont les manifestations psychiques, hâtons-nous de le dire, ne sont pas toujours en rapport avec la gravité des lésions anatomiques.

Ce point d'étiologie est d'une 'grande importance pour le pronostic. Il est indispensable d'étudier avec la plus grande attention toutes les circonstances de la cause, ses effets immédiats, avant de se prononcer, surtout quand on se trouve en présence de symptômes anodins mal définis, inspirant une sécurité trompeuse.

Il existe dans la science un grand nombre de faits où, après des symptômes peu alarmants, on a constaté d'immenses désordres, des désorganisations complètes d'une grande partie de l'encéphale, des foyers à dimensions considérables.

L'inflammation de l'oreille interne agit sur le cerveau par suite du voisinage de l'organe, à cause surtout de ses rapports intimes et profonds et aussi par la nature de l'affection et ses effets immédiats ou éloignés.

Il n'est pas possible de donner la mesure générale du pronostic qui se déduit de ces causes variant à l'infini.

Chaque fait apporte avec lui son enseignement clinique et nous ne saurions trop répéter que l'étude complète de la cause et la recherche des désordres matériels qui en ont été la conséquence immédiate, constituent la base la plus importante du pronostic.

2º *Chlorose. — Anémie. — Cachexies.*

L'expérience de tous les jours prouve l'exactitude de l'aphorisme d'HIPPOCRATE: *(Sanguis nervorum moderatur)*.

La circulation et la composition du sang exercent une influence incontestable sur les fonctions du systéme nerveux central.

Les cas de folie, chez la femme surtout, constatés dans les grands centres, sont souvent la conséquence d'une altération du sang.

Le pronostic se déduit du degré de curabilité de la maladie primitive.

Plus la chlorose, l'anémie, la cachexie, sont curables, plus l'aliénation mentale, qui en est la conséquence, offre des chances de guérison.

Dans ces cas dégagés de toute complication, le pronostic est le plus souvent favorable.

Les pertes séminales involontaires ou provoquées frappent gravement le systéme nerveux ainsi que l'état général des malades. Elles déterminent une cachexie toute spéciale qui agit sur l'encéphale et ses fonctions.

Cette cause que nous cosidérons comme fort grave entraîne souvent un facheux pronostic.

La masturbation, considérée exclusivement en dehors des pertes séminales qui aggravent notablement le pronostic est, au point de vue moral et physiologique aussi nuisible chez la femme que chez l'homme.

3° *Diathèses — Dartres — Rhumatismes.*
Scrofules — Cancers, etc.

Il existe entre ces maladies et les affections mentales, certains rapports qui ont été étudiés et élucidés depuis quelques années.

On sait aujourd'hui que certaines diathèses, les affections dartreuses, alternent parfois avec la folie, affectant des formes spéciales.

Il se produit des métastases qui ont pour conséquence de modifier ou de remplacer pendant un temps variable les manifestations de ces affections diverses par des troubles plus ou moins graves des facultés intellectuelles.

L'histoire du rhumatisme cérébral et de la folie rhumatismale se complète tous les jours, et les faits nombreux que l'on recueille prouvent une fois de plus les rapports intimes qui existent entre les organes, les fonctions, les maladies les plus diverses et l'innervation générale et spéciale.

Ici encore le pronostic de la folie est lié au pronostic de ces diverses causes, c'est le cas de dire : *sublata causa, tollitur effectus.*

4° *Fièvres typhoïdes et intermittentes.*
Choléra. — Variole, etc.

La fièvre typhoïde, pendant laquelle il se montre souvent du délire, laisse parfois après sa guérison et pendant un temps variable, certains troubles des facultés intellectuelles surtout de la mémoire.

Ces désordres, d'une durée très variable, s'effacent plus ou moins et le malade revient après un certain temps à un état à peu près normal. Cependant, il arrive parfois qu'il reste d'une manière définitive un affaiblissement sensible de l'intelligence et surtout de la mémoire.

Ces états consécutifs ne constituent pas, à proprement parler, la folie quoiqu'ils diminuent notablement la liberté morale.

D'autres fois, la folie éclate pendant la convalescence et affecte la forme mélancolique ou maniaque, d'une durée relativemeut longue, mais le plus souvent curable.

On a observé plusieurs cas d'aliénation mentale survenue à la suite de fiévres intermittentes ainsi qu'après des attaques de choléra.

La variole fournit aussi son contingent aux affections mentales consécutives. Nous en avions observé déjà quelques cas, la plupart suivis de guérison, lorsqu'il y a quelques jours, on nous a amené un jeune militaire qui, à la suite d'une variole grave, a été pris dès le début de sa convalescence d'un délire mélancolique avec stupeur profonde. Il ne parlait pas, évitait de faire aucun mouvement et paraissait absorbé et très préoccupé d'hallucinations internes probables. Ce malade commence déja à s'éveiller, se rend un peu compte de sa situation et dit qu'il restait immobile parce qu'il se croyait électrisé; sa guérison sera sous peu complète et définitive.

La connaissance des fonctions du système nerveux pouvait faire préessentir ces faits avant même qu'ils aient été constatés par l'observation.

Il est démontré que dans ces maladies il

existe une altération du sang, peut-être encore peu définie, qui agit directement sur l'innervation.

5°. *Causes spécifiques.* — *Virus.* — *Syphilis.* — *Jusquiame.* — *Opium.* — *Belladone.* — *Alcool.* — *Mercure.* — *Intoxication saturnine.*

Nous nous bornons à rappeler ces causes qu'il est toujours très important de bien préciser, si on veut instituer un traitement rationnel et éclairer le pronostic.

Elles ont donné lieu à de nombreux travaux, qu'il ne nous est pas possible de résumer, dont le but tend à justifier le traitement inspiré par la constatation rigoureuse des causes toutes spéciales qui ont déterminé l'affection mentale.

Ces causes, considérées en elles-mêmes, et les désordres produits dans les centres nerveux, qu'il y a lieu de bien préciser, donnent la mesure du pronostic.

6° *Affection de l'appareil digestif, du cœur, du foie, etc.*

Il est un grand nombre de maladies dont le siège est éloigné de l'encéphale et qui donnent lieu à des troubles variables des facultés intellectuelles, affectives et morales.

Les folies sympathique forment une classe spéciale de maladies mentales dont la cause réside dans un organe éloigné du cerveau.

Les fonctions digestives agissent visiblement sur les fonctions cérébrales et il est démontré

par des faits nombreux que certaines maladies
de l'estomac et de l'intestin peuvent avoir pour
conséquence des désordres intellectuels plus ou
moins graves.

Les affections du cœur et des vaisseaux sont
fréquentes chez les aliénés.

Ces maladies sont parfois primitives, et on
s'explique dans ces cas l'altération des facultés
intellectuelles par les troubles consécutifs de la
circulation cérébrale.

La constation de ces éléments étiologiques
aggrave toujours, quoique à des degrés divers,
le pronostic de l'affection mentale.

Nous en disons autant des affections du foie,
dont les fonctions sont silencieuse, cachées et
d'une appréciation plus difficile.

On rapporte toujours l'histoire de cet individu
qui, allant se battre en duel, fut atteint subitement
de jaunisse à la vue de l'épée de son adversaire.

Ce fait prouve qu'une émotion, une influence
morale peut troubler les fonctions du foie.

Nous avons soigné un malade qui, dès le
début d'une cirrhose, fut pris d'un délire lypémaniaque aigu et généralisé.

Nous nous sommes exclusivement occupé de
l'affection du foie dont la guérison a coïncidé
avec la disparition du délire.

7° *Maladies de l'utérus.* — *Troubles de la menstruation.*

Les maladies de l'utérus sont considérées
depuis longtemps comme agissant fréquemment sur le cerveau et pouvant déterminer des
folies sympathiques.

Quant à la menstruation, il est établi que cette fonction exerce une grande influence sur le moral des femmes et peut, dans certains cas, troubler profondément les fonctions du système nerveux cérébro-spinal.

Le rétablissement et la régularisation de cette fonction suffisent quelques fois pour arrêter des manifestations délirantes, dangereuses ou menaçantes.

8° *Grossesse. — Accouchement. — Fièvre de lait.*

Des faits nombreux d'aliénation mentale, survenus pendant la grossesse ou immédiatement après l'accouchement; les cas incontestables de folies puerpérales, si bien étudiées depuis quelques années, prouvent de la façon la plus complète que ces grandes fonctions exceptionnelles et passagères dévolues à la femme, sont susceptibles de déterminer des désordres fonctionnels du cerveau dont on ne saurait dans tous les cas mesurer la gravité.

Ces folies toutes spéciales sont le plus souvent curables, à la condition d'être traitées avec le plus grand soin.

CHAPITRE III

Les symptômes de la folie offrent dans leurs manifestations une infinie variété qui explique l'inexactitude et les lacunes des classifications proposées jusqu'à ce jour et dont nous ne pouvons tenir compte dans l'exposé rapide qui suit.

Au point de vue surtout du pronostic, l'aliénation mentale se caractérise d'une manière générale, par des troubles somatiques et psychiques.

§ 1ᵉʳ TROUBLES SOMATIQUES

Parmi les symptômes de l'ordre somatique ou physique, nous signalerons :

1° L'habitude extérieure qui, dans certains cas, permet presque seule de diagnostiquer la forme de folie.

Les types qui représentent l'idiotie, la folie ambitieuse, la manie aiguë, la mélancolie, la paralysie générale progressive, etc., offrent dans leur démarche, leurs allures, leur manière d'être, leurs vêtements, leur physionomie, des particularités frappantes que l'habitude clinique permet facilement de distinguer.

Un observateur qui visite un établissement d'aliénés remarque un certain nombre de physionomies caractéristiques qui se gravent dans sa mémoire et diffèrent sensiblement de l'homme raisonnable.

Il éprouve des impressions très variées qui se trouvent le plus souvent en désaccord avec le pronostic.

Les malades, dont l'habitude extérieure attire le plus les regards, excepté les épileptiques, sont généralement les plus curables. Tels sont les maniaques agités, bavards, turbulents; les mélancoliques, s'isolant, affaissés, muets, dans un état de prostration extérieure qui inspire la pitié.

Le faciès du délirant qui réflète les troubles des facultés mentales ne ressemble en rien à celui du forçat.

L'aliéné n'est qu'un malade et la maladie ne saurait avoir les apparences extérieures du vice, de l'immoralité.

2° Les troubles de la sensibilité générale et spéciale, dont l'importance s'affirme tous les jours de plus en plus, peuvent donner lieu à des indications précieuses.

Dans l'aliénation mentale, la sensibilité est souvent exagérée, pervertie, diminuée notablement ou même entièrement éteinte, soit localement, soit d'une façon plus ou moins étendue.

Indépendamment des sensations de température ou d'activité musculaires, qui sont assez souvent sérieusement modifiées, on a surtout étudié avec tout le soin qu'elles méritent, l'anesthésie ou insensibilité de contact, l'analgésie ou insensibilité à la douleur et l'hyperesthésie, qui n'est qu'une exagération infiniment variable de la sensibilité.

L'anesthésie est locale, plus ou moins limitée, ou plus rarement générale. Mais il est utile d'observer qu'elle n'est pas toujours absolue, et il arrive parfois qu'elle montre chez le même individu, d'après les diverses régions du corps, une grande variété de nuances, variant depuis la confusion perceptive peu prononcée, jusqu'à l'abolition complète de la sensibilité.

L'analgésie est assez fréquente, surtout chez certaines catégories d'aliénés ; elle explique l'indifférence avec laquelle ces malades se font des blessures graves et subissent des opérations ordinairement très douloureuses.

L'hyperesthésie se rencontre surtout chez les hypocondriaques et les hystériques.

Elle se manifeste sous les formes les plus étranges et donne lieu à certaines conceptions délirantes, à des manifestations toutes spéciales et à des actes parfois répréhensibles.

Le Dr Luys, dans ses remarquables travaux sur l'encéphale, place le siège de la sensibilité dans certaines cellules cérébrales qui sont, dit-il, aptes à vivre et à sentir.

« Les processus de la sensibilité, comme tous les phénomènes de l'activité vitale, sont susceptibles de s'exalter et de s'abaisser tour à tour et de présenter des oscillations *maxima* et *minima*, dans l'intervalle desquelles se trouvent comprises leurs périodes moyennes. »

« Ainsi, lorsque la sensibilité est anéantie sur place, lorsque les tissus histologiques sont frappés d'une sorte de torpeur locale, ce sont des phénomènes d'anesthésie qui se présentent : lorsqu'au contraire, ce sont des phénomènes inverses qui ont lieu, lorsque c'est la vitalité histologique qui monte de plusieurs degrés, arrive à l'état d'excitation cellulaire et que les éléments nerveux s'élèvent à une phrase d'éréthisme continu, ce sont alors des manifestations de l'hyperesthésie, de la douleur, qui éclatent. Dans ces deux cas, ce sont toujours des phénomènes de la sensibilité intime des éléments nerveux qui sont en jeu et qui de zéro, en quelque sorte, s'élèvent à cent degrés (LUYS).»

Ces considérations nous conduisent à l'indication générale de quelques éléments de pronostic fournis par les troubles divers de la sensibilité.

L'activité, quelque désordonnée qu'elle soit, est un élément favorable de pronostic. L'apathie, l'indifférence, l'effacemment de l'activité cérébrale, constituent des conditions très défavorables.

« C'est dans le défaut de réaction sensitive que se trouve en quelque sorte la pierre de touche qui indique à l'observateur les délabrements latents survenus dans la sphère de l'activité mentale.

En résumé, c'est dans ce mode spécial d'évolution de la sensibitité, à la fois justiciable de souvenirs anciens et de l'activité intellectuelle, qu'il faut chercher le secret de cette action pénétrante des influences morales sur le développement des maladies du cerveau (LUYS.) »

La longue durée et la continuité de ces trou-

bles divers sont des éléments graves de pronostic, parce que dans ces cas, il y a lieu de
supposer une lésion histologique permanente.

3° Les troubles de la motilité pouvant, dans
certaines circonstances, constituer seuls les
symptômes pathognomoniques d'une affection
mentale, se rattachent à une des grandes fonctions du système nerveux.

Les parésies et les paralysies partielles ou
générales, les tremblements des membres,
les fibrillations des muscles, les mouvements
vermiculaires des lèvres et de la langue, l'embarras de la parole, les déviations de la face,
sont des symptômes d'une importance capitale,
au point de vue du pronostic.

Leur disparition, même complète, doit toujours
inspirer des craintes sérieuses pour l'avenir.

Lorsqu'ils persistent pendant un certain
temps et surtout quand ils suivent une marche
progressive, le pronostic est des plus graves.

Les convulsions si diverses, dont on constate rigoureusement les caractères, permettent
seules de distinguer l'épilepsie, l'hystérie, la
chorée, l'éclampsie et parfois aussi la simula-
tion dont l'importance médico-légale est immense.

Il nous suffira de rappeler qu'on ne doit pas
confondre ces diverses névroses avec l'apoplexie
sanguine ou séreuse et surtout les congestions
épileptiformes dont le pronostic est très différent.

La carphologie |pendant les congestions ac-
tives ou passives annonce dans la majorité des
cas une mort très prochaine.

4° A ces symptômes généraux, il est utile
d'ajouter les lésions organiques ou fontionnelles
des appareils qui, quoique éloignés et indépen-
dants du cerveau, exercent cependant dans bien
des cas une action spéciale sur l'innervation.

Il n'est pas rare de constater que certaines
affections cérébrales s'accompagnent ou se compliquent de troubles variables des appareils digestif, circulatoire, respiratoire, génital, des sé-
crétions rénale et de l'enveloppe cutanée.

Il est évident que dans ces cas, plus fréquents
peut-être qu'on le suppose généralement, il est
infiniment utile de rechercher et de bien constater ces troubles divers, car ils fournissent souvent pour le traitement et le pronostic de précieuses indications.

§. 2. — TROUBLES PSYCHIQUES.

Les manifestations psychiques, extrêmement
nombreuses et variées à l'infini, doivent se re-
trouver dans l'activité des diverses facultés
mentales, qu'il nous a paru nécessaire de
diviser rationnellement quoiqu'elles soient loin
d'offrir une égale importance.

Avant d'examiner rapidement les désordres
de chacune des facultés de l'entendement et
pour faciliter la recherche des éléments de
pronostic, nous établirons quelques considérations générales nécessaires sur le délire.

En aliénation mentale, le délire est un verita-
ble Protée qui se modifie et se transforme avec
la plus grande facilité.

Les éléments du pronostic qu'il est susceptible de fournir doivent se chercher dans son attitude générale plutôt que dans ses manifestations.

On admet assez généralement une classification de délire basée sur son étendue.

Le délire est, dit-on, partiel, mixte ou généralisé. Ces trois variétés trouvent leur application dans toutes les formes d'aliénation mentale et fournissent d'utiles indications pour le diagnostic.

Au point de vue du pronostic, il est indispensable de compléter ces indications générales en spécialisant l'allure, si nous pouvons nous exprimer ainsi, du délire.

Le délire est calme ou aigu, gai ou triste, il s'accompagne d'excitation ou de dépression.

Consideré dans ses manifestations, il est excentrique, comme chez le maniaque ou concentrique, comme chez le mélancolique.

Sa marche est continue, rémittente ou intermittente.

Ces données nous permettent d'établir en quelques mots, d'une manière générale, les éléments du pronostic qu'il est permis de retirer du délire considéré en lui-même.

Les conditions les plus défavorables se trouvent dans le délire mixte, calme, dépressif et rémittent.

Le délire généralisé, aigu, excentrique, avec excitation continue, mais d'une durée limitée, est le plus souvent d'un heureux pronostic.

Entre ces deux limites, il existe un grand nombre de nuances qu'on peut déduire du délire.

Le délire partiel, systématisé, plus ou moins

concentrique, laisse des doutes sur le pronostic.

En général, l'acuité du délire est une condition favorable.

La continuité qui se prolonge par trop, la rémittence et surtout l'intermittence doivent inspirer des craintes pour l'avenir. Le délire triste, partiel ou mixte, avec dépression, n'est pas aussi grave qu'on le suppose, s'il est à l'état aigu sans exagération.

FACULTÉS INTELLECTUELLES.

Nous dirons tout d'abord et d'une manière générale, que dans l'aliénation mentale, les facultés peuvent être exaltées, troublées, perverties, affaiblies ou même éteintes.

L'altération essentiellement fonctionelle, peut porter sur une ou plusieurs facultés et parfois sur une portion limitée de l'une d'elles.

Il est inexact de croire que le pronostic se déduit simplement de l'étendue du trouble constaté. Un affaiblissement léger, mais progressif, est toujours plus grave que certaines perversions complètes.

La plupart des aliénés perdent, à des degrés divers, la direction de *l'attention.*

Les malades dont le délire est excentrique, tels que les maniaques, éprouvent un si grand nombre d'impressions successives et éminemment fugitives, qu'il leur est absolument impossible de fixer leur attention sur une idée ou un objet déterminé.

Ceux dont le délire est concentrique, restreint ou généralisét, els que les monomaniaques, les persécutés, les mélancoliques, sont captivés par leur conceptions délirantes et restent étrangers à ce qui se passe autour d'eux.

On a remarqué que si on peut, par un moyen quelconque, fixer l'attention d'un aliéné, il devient relativement raisonnable.

Limités dans ces conditions, les troubles de l'attention n'impliquent pas un pronostic défavorable.

La *conception* est peut-être de toutes les facultés celle qui subit les troubles les plus nombreux et les plus fréquents.

Dans toutes les formes d'aliénation mentale, on rencontre des conceptions délirantes qui souvent caractérisent à elles seules le délire et donnent la mesure de la gravité de l'affection.

« Une conception délirante se déduit d'une conception délirante, d'après la même loi qu'une idée raisonnable. (FALRET.) »

Dans cette pensée très juste de FALRET, on trouve l'explication de la systématisation du délire.

Les conceptions de l'aliéné sont aussi variées que les manifestations de la pensée humaine et leur étrangeté est parfois surprenante malgré tout ce qu'il est permis de supposer de la part d'un malade dont on connait toute l'existence.

L'incohérence des idées, des paroles, des actes, des écrits, est un symptôme assez commun qu'il est important de bien constater, car il sert dans bien des cas, à confirmer le diagnostic et le pronostic de l'affection mentale.

L'incohérence est un élément fâcheux lorsqu'elle est permanente et qu'elle ne dépend pas de l'acuité et de la multiplicité des conceptions.

Ce symptôme, qui peut cacher certaines conceptions délirantes, est parfois très remarquable et d'une constatation facile.

On observe surtout cette manifestation délirante d'une manière permanente ou remittente chez les maniaques chroniques, les déments, les paralytiques.   .

Dans le cas où il n'existe pas une altération grave des centres nerveux, l'incohérence, quoique très manifeste, est plus souvent apparente que réelle.

L'imagination, dans la folie, est presque toujours atteinte soit primitivement, soit consécutivement.

Cette faculté, qu'on a appelé la folle du logis, se soustrait bien quelque fois à l'influence nécessaire de la raison et des autres facultés de l'entendement, mais le plus souvent elle leur est soumise.

Pour elle, plus que pour toute autre, l'harmonie des facultés est absolument indispensable.

Le sommeil des aliénés qui, parfois fait défaut, pendant de longues périodes, est très fréquemment troublé par des cauchemars, des rêves fantastiques, des visions terrifiantes, en un mot, des troubles les plus variés de l'imagination livrée à elle-même.

« L'imagination sans le jugement est le premier degré de la folie, mais contenue par le bon sens et le bon goût, c'est la raison féconde (de LATÉNA). »

Les troubles de l'imagination, quelle que soit leur étrangeté, n'impliquent pas un mauvais pronostic. L'équilibre de cette faculté est aussi facile à rétablir qu'à rompre.

La mémoire présente dans la folie les altérations les plus variées. Elle est parfois exaltée et montre une précision surprenante.

La mémoire des noms, des dates, des localités, des physionomies, et surtout des faits récents, peut être partiellement altérée et nécessiter certaines recherches et une attention spéciale pour constater un défaut qui, quoique léger, doit inspirer de sérieuses inquiétudes.

Les lésions de la mémoire se rencontrent surtout dans les affections les plus graves de l'encéphale. Elles se montrent d'une manière continue et progressive dans la démence et la paralysie générale.

Les congestions, les hémorrhagies, certains ramollissements du cerveau, sont fréquemment suivis de troubles variables de la mémoire : et on sait aujourd'hui les rapports qui lient cette faculté à la troisième circonvolution du lobe antérieur gauche.

Ce premier point acquis à la science a donné, à la suite de quelques faits récents qui paraissaient contradictoires, l'idée de la théorie des suppléances cérébrales.

La volonté de l'aliéné est annihilée ou pervertie ; elle n'obéit plus à la raison, elle subit fatalement l'influence maladive.

Les impulsions instinctives irrésistibles, malheureusement si fréquentes, sont une preuve évidente des troubles profonds de cette faculté.

4

L'aliéné ne s'appartient pas, il est sous la dépendance de sa maladie, il n'a plus la direction de son libre arbitre; ses déterminations, soustraites à l'influence de sa liberté morale, sont inconscientes et il ne saurait être responsable de ses actes lorsqu'ils sont les conséquences de son affection mentale.

Le Kleptomane n'est pas plus responsable de ses vols que l'aliéné qui obéit fatalement à l'impulsion homicide ou suicide.

En dehors de l'impulsion irrésistible, la volonté est aussi soustraite à l'influence de la raison, par les conceptions délirantes, les illusions pathologiques, les hallucinations.

Ici, le pronostic n'a pas seulement pour but de préciser le dégré de curabilité de l'affection mentale, il doit aussi prévoir et annoncer les évènements graves qui peuvent se produire.

L'étude des troubles de la volonté soulève les questions médico-légales d'une gravité toute spéciale.

Le jugement paraît sain chez un grand nombre d'aliénés. Leurs raisonnements sont souvent logiques, il n'y a de faux que le point de départ, l'idée première qui est une conception délirante, une illusion sensorielle ou une hallucination.

« De la conception délirante, comme d'un premier anneau, en passant par l'illusion des sens et l'erreur du jugement, se déroule toute la chaîne de sentiments, d'expressions passionnées, de jugement et de volition, qui aboutit régulièrement aux actions les plus insensées (PARCHAPPE). »

Nous devons dire cependant que cette faculté

n'offre toutes les apparences de la raison que dans les délires partiels.

Dès que le délire est généralisé, le jugement se trouble profondément et tend à disparaître.

Ceux qui se figurent que l'aliéné, en général, est un maniaque agité qui divague sur tous les sujets, ont de la peine à croire qu'il existe dans les asiles, des malades, en grand nombre, capables de raisonner sur la plupart des questions et de travailler aussi bien qu'un ouvrier raisonnable.

Il existe un assez grand nombre de ces malades qui, s'ignorant eux-mêmes, se rendent un compte assez exact de l'état mental de leurs camarades.

Les lésions du jugement offrent toujours une certaine gravité, au point de vue d'un pronostic éloigné.

Les perceptions se modifient notablement sous l'influence des troubles de la sensibilité générale et spéciale.

Les lésions les plus fréquentes de la perception chez les aliénés sont les illusions et l'hallucination.

L'illusion pathologique, qui peut affecter tous les sens, consiste dans la perception erronnée d'un fait réel. Elle diffère de l'illusion physique et physiologique, appréciée également par toute le monde, en ce que l'aliéné seul la perçoit; c'est une sensation transformée.

Le malade qui, dans un étranger, croit reconnaître un parent ou un ami, éprouve une illusion personnelle. Il n'est pas rare de voir des aliénées prendre d'autres malades, qu'elles

n'ont jamais connues, pour leur mère ou leur
fille.

Ces symptômes subissent les fluctuations de
l'état délirant.

L'hallucination est la perception de sensations
qui n'existent pas.

Ce symptôme très fréquent et très important en aliénation mentale, est un phénomène
essentiellement cérébral.

Il n'est pas rare d'observer des hallucinations
de l'ouïe chez des sourds et de la vue chez des
aveugles.

L'obscurité la plus profonde et le silence le
plus absolu ne sauraient empêcher les hallucinations.

Elles affectent tous les sens ainsi que la sensibilité générale et montrent parfois certaines
particularités en rapport avec les diverses variétés de folie.

Nous devons dire qu'il existe des faits qui
établissent l'existence des hallucinations physiologiques dont se rendent compte ceux qui les
éprouvent. On cite un assez grand nombre de
personnages historiques qui, tout en conservant
leur raison, ont éprouvé des hallucinations,
tels que : SOCRATE, et son démon, PASCAL.
LUTHER, MAHOMET, JEANNE D'ARC, etc.

Toutefois, ces hallucinations dont on reconnaît la fausseté, font souvent partie des symptômes prodromiques de l'aliénation mentale.
L'hallucination reste, pour ainsi dire, consciente
tant que dure la lutte inégale et affreusement
pénible entre la raison et la folie.

En suivant attentivement le malade qui perd

progressivement sa liberté morale, on remarque le plus souvent que ses doutes deviennent rapidement des croyances, puis des convictions intimes.

Les illusions sensorielles ou personnelles, les hallucinations, les conceptions délirantes, s'engendrent dans le cerveau ; elles sont souvent diffuses, désordonnées, irrationnelles, mais parfois aussi elles se lient entr'elles avec une logique rigoureuse ; en sorte que les raisonnements sont bien déduits, il n'y a de faux que le point de départ, qui naturellement rend les conséquences absurdes. Contrairement à ce que l'on pourrait supposer, ces dernières conditions aggravent le pronostic.

« A part les cas extrêmes, il ne faut pas croire que dans l'aliénation mentale, l'association des idées, les jugements, le raisonnement, ne conservent aucune trace de leur fonctionnement normal. Le plus souvent, les pensées s'enchaînent avec une logique rigoureuse, mais le point de départ étant faux, les conséquences quoique déduites logiquement doivent revêtir le même caractère (MARCÉ) ».

Les idées fausses survivent souvent aux hallucinations qui leur ont donné naissance.

Les hallucinations de l'ouïe sont de toutes les plus fréquentes et d'un ponostic peu favorable. Elles caractérisent presque à elles seules le délire des persécutions et rendent souvent très dangereux les malades qui les éprouvent.

Les hallucinés de l'ouïe entendent des bruits étranges, éclatants, des concerts et surtout des voix parfaitement distinctes qui leur disent tout ce qu'il est possible de rêver.

L'aliéné est plus convaincu de la réalité de son hallucination que l'homme raisonnable de ce qu'il entend.

L'hallucination s'organise avec le délire et devient parfois le point de départ de fausses conceptions, de manifestations inattendues et d'actes d'une gravité exceptionnelle.

Les hallucinations de la vue sont très variées, mais cependant affectent, d'après les formes de folie, des caractères différentiels.

Le malade atteint de *delirium tremens*, affection le plus souvent curable, voit des animaux de toute sorte qui se promènent en foule sur son lit, autour de lui, et grossissent à mesure que son état mental s'aggrave. Le maniaque, en proie à un délire aigu, certains épileptiques pendant leurs crises d'agitation, voient du feu, des flammes, des objets effrayants, des personnages habillés en rouge, etc.

On appelle vision, l'hallucination qui se produit pendant la nuit.

En général, ces hallucinations, apparaissant aux malades pendant l'obscurité et le silence, sont fantastiques, terrifiantes, et produisent de vives impressions qui ont souvent pour conséquence l'insomnie et l'aggravation du délire. Toutefois, les hallucinations de la vue doivent être considérées, en général, sous un jour favorable pour le pronostic.

Les hallucinations du goût et de l'odorat se rencontrent souvent chez des maniaques, des lypémaniaques, des paralytiques.

Ces malades respirent des odeurs suaves ou nauséabondes, leurs aliments ont l'odeur le goût de divers poisons et il arrive parfois qu'ils refusent toute espèce de nourriture.

Un paralytique croit manger tous les jours du gibier, des truffes, des mets exquis, tandis que le lypémaniaque, son voisin de table, est convaincu que ses aliments renferment de l'ammoniaque, de l'arsenic, du sang humain, etc.

Ces hallucinations laissent parfois des doutes sur le pronostic qui varie, du reste, d'après la forme d'aliénation mentale.

Les hallucinations de la sensibilité générale, extrêmement intéressantes à étudier, sont assez communes, parfois surprenantes et donnent lieu à d'étranges conceptions délirantes.

Certains aliénés se plaignent d'être poussés, piqués, électrisés, torturés de toute manière, même pendant leur sommeil.

Un malade se frappe les membres et tout le corps pour écraser des rats qui courent sur sa peau ; un autre se dit magnétisé ou électrisé à distance par des personnes qu'il désigne ou des sociétés secrètes.

Un aliéné se plaint souvent le matin d'avoir horriblement souffert toute la nuit parce que des physiciens lui ont brisé les dents avec des instruments de dix mètres de long.

Nous avons connu un aliéné qui, se croyant mort, est resté pendant sept ans dans son lit sans vouloir faire aucun mouvement.

Il est assez commun de voir des malades qui affirment qu'ils n'ont pas d'estomac, de membres, de tête, etc; certains croient que leurs os sont en verre et vont se casser, d'autres se sentent grandir ou rapetisser indéfiniment.

Nous avons vu pendant plusieurs années une aliénée qui se disait changée tantôt en pomme, tantôt en confiture, etc.

Ces hallucinations liées à un délire calme sont le plus souvent d'un fâcheux pronostic.

Pour se rendre compte de l'importance de l'hallucination, au point de vue du pronostic, il nous paraît utile de résumer sommairement les explications diverses qui ont été émises sur ce phénomène.

THÉORIE DE L'HALLUCINATION.

La source et le mobile des hallucinations doivent être surtout recherchés dans la mémoire et l'imagination.

Les théories diverses émises dans le but d'expliquer l'hallucination peuvent être considérées dans leur conception générale comme psychologiques ou physiologiques.

C'est par le cerveau que nous devenons fous, que nous tombons dans le délire, que nous sommes obsédés par des terreurs, des erreurs grossières, des distractions qui nous font méconnaître nos proches, dit HIPPOCRATE.

Les filets nerveux, dit MALLEBRANCHE, peuvent être remués de deux manières, ou bien par le bout qui est hors du cerveau, ou bien par le bout qui est dans le cerveau.

La théorie des esprits animaux et de la conformation des nerfs de DESCARTES, ne peut être rappelée ici que pour mémoire.

SAINT-AGUSTIN s'expliquait les visions et les apparitions par un état maladif de l'imagination.

Tout le monde, dit CALMEIL, comprend qu'il peut se former par des combinaisons occultes et purement locales, des sensations dans l'encéphale ; peu importe qu'on les appelle *hallucinations mentales*, *hallucinations cérébrales*, l'on s'entend sur leur siége.

« La cause matérielle des illusions sensoriales parait résider, tantôt dans les ramifications, tantôt dans les masses nerveuses centrales. On ne saurait expliquer les hallucinations par la présence de ces lésions diffuses, qui existent sur la plus grande partie des aliénés. Il n'est pas accordé à l'homme de porter ses regards dans la profondeur des organes qui président à l'innervation, pour y épier les combinaisons moléculaires, les phénomènes matériels qui déterminent dans l'exercice de la sensibilité les anomalies qui constituent les hallucinations et les fausses sensations ; mais le raisonnement supplée jusqu'à un certain point, dans ce cas, à l'application des sens et fonde au moins sur des déductions physiologiques positives, une théorie complète du mode de production de toutes les sensations maladives, (CALMEIL.)

CALMEIL affirme, dans ses considérations très remarquables, les rapports intimes qui existent entre la sensibilité générale, les hallucinations, les fausses perceptions et les conceptions délirantes.

Pour MARCÉ, les hallucinations véritables comportent toujours l'existence des deux éléments, l'un psychique, l'autre intellectuel.

Lorsque BAILLARGER décrit la nature et le rôle des hallucinations psycho-sensorielles, il n'oublie pas d'admettre une hallucination intellectuelle ou psychique qui se produit sans l'intervention des sens.

THÉORIE DE L'AUTOMATISME

DE L'INTELLIGENCE (Baillarger.)

L'hallucination se produit dans trois conditions essentielles :

1º. Par l'exercice involontaire de la mémoire et de l'imagination ;

2º Par la suspension des impressions externes ;

3º Par l'excitation externe des appareils sensoriaux.

Cette dernière condition se déduit logiquement de l'étude même de l'hallucination, mais ne peut se prouver par l'observation directe.

Quant aux deux autres, l'expérience de chaque jour en démontre la vérité :

Dans la majorité des cas, l'hallucination part d'un cerveau déjà malade et implique par cela même l'idée de folie, mais il est à cette règle générale d'incontestables exceptions, (Marcé).

L'hallucination est pour Lélut une transformation spontanée de la pensée en sensations, le plus souvent externes ; c'est une sorte de délire sensoriel dont les illusions ne sont la plupart du temps que le premier degré :

THÉORIE MIXTE

(Marcé et Baillarger.)

Il est impossible de refuser une part active de l'inteligence dans la production de l'hallucination.

Dans la véritable hallucination, il existe un élément sensorial qui ressemble à la sensation telle qu'elle est perçue à l'état normal et qui éloigne l'idée d'un phénomène purement intellectuel.

L'intelligence devient sans doute le point de départ des hallucinations, mais elle ne saurait en expliquer complètement la production. Si, dans la sensation normale, le mouvement se produit de dehors en dedans, des organes, des sens vers le cerveau ; dans l'hallucination au contraire, il a lieu de dedans en dehors, ou du cerveau vers l'organe. On retrouve là les deux · éléments admis par BAILLAGER, l'un sensoriel, l'autre psychique.

THÉORIE PHYSIOLOGIQUE (Luys)

Le docteur LUYS divise la couche optique en quatre centres ou noyaux ; le centre antérieur ou olfactif, le centre moyen ou optique, le centre médian ou sensitif, et le centre postérieur ou acoustique.

Il localise dans ces différents centres de la couche optique le siège des hallucinations.

Les impressions sensorielles, une fois qu'elles ont été concentrées au sein de la substance grise des couches optiques, sont irradiées vers les différentes régions de la périférie cérébrale.

Ce sont, dit-il, les fibres blanches cérébrales qui les exportent et la substance grise des circonvolutions qui les reçoit et les élabore.

2° FACULTÉS AFFECTIVES

Les altérations, souvent profondes, des facultés

affectives, constituent un des côtés tristes et affligeants des maladies mentales.

Il semble que la perte de la raison ait pour corollaire obligé l'effacement ou la perversion de l'impressionnabilité des sentiments affectueux, de cette sensibilité morale qui occupe une si grande place dans la vie humaine.

L'aliéné devient indifférent et égoïste; absorbé par ses conceptions délirantes et ses hallucinations, il vit de plus en plus dans un monde imaginaire et s'éloigne des réalités de l'existence. Il se montrera vivement impressionné à la suite d'une hallucination et restera froid, insensible, en présence d'un événement profondément douloureux.

L'aliénation des sentiments affectifs est fréquente sur les hallucinés et s'explique par l'espèce de corrélation qui existe dans l'état maladif comme dans l'état de santé entre les sensations et les dispositions affectives (CALMEIL). »

Un homme jeune, atteint de paralysie générale au début, fut placé dans une maison de santé et peu de temps après, sa femme, qu'il adorait avant sa maladie, succomba rapidement à une fièvre typhoïde.

La famille hésita longtemps avant d'apprendre cette fatale nouvelle au malade, dans la crainte de le foudroyer ou, tout au moins, d'aggraver son état. Après mille précautions on finit par lui dire qu'il avait perdu sa femme; il répondit avec une indifférence glaciale: c'est bien, je la ferai frapper, on la mettra dans un cadre de diamant.

Il est des aliénés qui voient leurs camarades

râler et mourir à coté d'eux sans en être incom-
modés, leur sommeil n'est même pas troublé.

Quelques malades, les épileptiques surtout,
sont très démonstratifs ; ils affectent de grands
sentiments qu'ils n'éprouvent jamais.

Cet affaissement des sentiments affectifs est
un fâcheux élément de pronostic.

Il n'en est pas ainsi de la perversion qui s'observe très fréquemment.

L'aliéné prend de préférence en grippe ses
parents et ses amis, et lorsqu'il commet des
violences, c'est souvent dans sa famille qu'il
choisit ses victimes.

3° FACULTÉS MORALES.

L'absence ou la perversion du sens moral
sont encore des symptômes fréquents de l'aliénation mentale.

Ces éléments de pronostic défavorables, en
général, ne le sont pas quand l'état des facultés
morales est la conséquence d'un délire maniaque ou mélancolique.

Les manifestations de la perversion morale
s'observent surtout chez les femmes aliénées ;
elles affectent un degré de dépravations poussé
jusqu'à ses dernières limites.

4° FACULTÉS INSTINCTIVES.

L'anéantissement ou la perversion des facultés
instinctives font toujours supposer des troubles
profonds dans les fonctions cérébrales et permettent souvent de prédire une terminaison
fatale d'une rapidité variable.

CHAPITRE IV.

MARCHE. — DURÉE. — TERMINAISON.

La marche des différentes formes d'aliénation mentale fournit quelques éléments utiles de pronostic.

Le début de la folie est lent ou rapide ; les symptômes prodromiques sont insidieux, insaisissables ou facilement visibles.

Ces conditions premières sont de nature à modifier sensiblement le pronostic.

Deux formes spéciales, offrant peu de chance de guérison, sont généralement caractérisées par un début lent, insidieux pouvant se perpétuer pendant un assez long temps avant que les familles soupçonnent une affection mentale sérieuse.

Un assez grand nombre de délires partiels se caractérisent ainsi et peuvent rester méconnus jusqu'au jour où il se produit un éclat souvent dangereux.

Le nommé Martin qui tua le vieillard Michel a vécu longtemps avec ses hallucinations insultantes de l'ouïe sans que personne ne les soupçonnât, et il a fallu qu'il commette un homicide pour se dévoiler et faire connaître son état.

Il existe dans la société un assez grand nombre de ces aliénés méconnus qui, le plus souvent, sont dangereux et incurables.

La paralysie générale a aussi parfois un début lent, insidieux, mais progressif, lorsqu'il ne se produit pas, ce qui arrive souvent, d'excitation maniaque ou de congestions cérébrales.

Un début rapide avec délire bien caractérisé et une marche régulière, sont des conditions favorables de pronostic.

Les chances de guérison sont très grandes toutes les fois que les phases diverses de l'affection mentale sont uniformes.

Dans ces cas, la période croissante, limitée dans sa durée, la période d'état et la période de déclin, doivent être bien catéristiques.

En outre de ces considérations générales, qui fournissent au clinicien des éléments qu'il a tous les jours l'occasion d'apprécier, il est utile de suivre les modifications qui caractérisent ou compliquent la marche de l'affection.

Ces modifications sont de plusieurs sortes et constituent des irrégularités importantes.

Après ce que nous avons dit des diverses manifestations du délire et pour compléter nos observations sommaires, nous admettons les variétés suivantes :

MODIFICATIONS SURVENANT PENDANT LE COURS DES AFFECTIONS MENTALES

1° PÉRIODES D'EXCITATION

Les périodes d'excitation qui, par leur variété et les degrés différents d'acuité, donnent parfois la mesure de l'activité cérébrale, n'en sont pas

moins en général des éléments graves de pronostic.

Dans certains cas, elles sont liées à des congestions actives ou passives de l'encéphale, qui
laissent souvent des traces de leur passage.

D'autres fois, elles sont provoquées par un
événement quelconque qui se produit autour des
malades, par des illusions plus vives, des hallucinations plus pressantes, un trouble des
fonctions digestives et même l'état atmosphé-
rique.

Quelques fois aussi elles affectent une allure
périodique et se produisent assez régulièrement
à certaines époques.

Les formes de la folie, dans laquelle on rencontre le plus souvent ces périodes d'excitation
sont celles qui offrent le moins de chance de
guérison, telles que la manie chronique, la
démence, l'idiotie, la paralysie générale progressive.

2° PAROXYSMES.

Les paroxysmes sont des crises passagères,
souvent violentes, qui se produisent pendant
le cours de certaines affections mentales.

Elles rendent les malades d'autant plus dangereux qu'elles sont inopinées, inattendues ;
on peut leur appliquer cet adage : *ira furor
brevis est*.

Les paroxysmes se constatent surtout chez
des malades atteints de délire partiel, chez des
hallucinés et certains lypémaniaques.

C'est à ces moments que les aliénés frappent,
tuent ou se suicident.

Un malade, souffrant depuis quelque temps de douleurs dans les membres inférieurs, est persuadé qu'il ne guérira jamais et deviendra sous peu un être inutile. Il s'occupe régulièrement de ses affaires, cause fort bien et personne ne se doute de son affection mentale.

Il y a trois mois, obsédé par son idée d'incurabilité et de l'insomnie, il est pris d'un paroxysme de courte durée pendant lequel il essaie de se pendre.

Après cette tentation, dont il se rappelle assez confusément et qu'il ne sait trop comment expliquer, tout rentre dans l'ordre et il vit ainsi fort calme, mais conservant son idée hypocondriaque et ses craintes pour l'avenir.

Il y a quelques jours, voulant faire sa barbe comme d'habitude, il est poussé par l'idée de se couper le cou, on l'arrête et on le place dans un asile où il montre, dès son arrivée, toutes les apparences d'un homme raisonnable.

Un Frère devenu triste depuis plusieurs mois, mais remplissant régulièrement ses fonctions, est pris, en novembre dernier, de craintes intérieures, de tremblements des membres et se coupe le bras avec un rasoir.

Le calme revient aussitôt, le malade reste lypémaniaque, mais on le conserve dans sa communauté.

A la fin de mars 1878, une nouvelle crise passagère se produit, on s'en aperçoit et on a toutes les peines du monde à l'empêcher de se jeter par la fenêtre.

Un persécuté sentant venir le paroxysme se fait attacher pour ne pas frapper.

3° IMPULSIONS INSTINCTIVES.

Les impulsions instinctives, involontaires ne doivent pas être confondues avec les actes violents, mais voulus, déterminés par des hallucinations ou toute autre cause ; car dans ces deux cas, l'élément de pronostic est différent.

L'impulsion instinctive fait partie constituante de la maladie, tandis que l'impulsion] voulue n'est qu'un événement qui se produit ou ne se produit pas d'après la cause susceptible de la provoquer.

La fatalité de l'impulsion instinctive et sa rapidité sont deux conditions dont il est utile d'apprécier la gravité.

Un jeune interprète arabe, atteint de mélancolie, cherchant à s'isoler, s'immobilisant, est pris à certains moments d'impulsions irrésistibles assez surprenantes ; il se précipite sur la première personne qui se trouve auprès de lui et frappe avec acharnement jusqu'à ce qu'il soit dans l'impossibilité de nuire. Après ces éclairs passagers, il retombe dans son état de mélancolie.

Depuis quelques jours, ce malade s'éveille, il cause assez bien et ses impulsions s'éloignent et s'effacent. Nous avons tout lieu d'espérer une guérison malgré cet élément fâcheux des impulsions instinctives qui ont très certainement retardé la marche de la maladie.

Les épileptiques montrent parfois de ces impulsions extrêmement dangereuses.

Elles ne se produisent que pendant leurs crises

délirantes. Certains maniaques et un grand nombre de malades atteints de folies intermittentes ont souvent de ces impulsions inconscientes, contre lesquelles on ne saurait trop se prémunir.

4° REMITTENCES

Les rémittences sont très fréquentes dans plusieurs formes d'affections mentales.

Cet élément de pronostic retarde toujours la marche de l'affection et compromet parfois la guérison.

La manie aiguë qui se complique de rémittences manifestes a toujours une durée assez longue, et tend souvent vers la chronicité et doit, dans tous les cas, inspirer des craintes pour l'avenir, même après la guérison.

En mars 1877, un malade nous est conduit dans un état de délire aigu généralisé, avec hallucinations violentes, activité incessante et insomnie. Trois jours après, sous l'influence de bains prolongés et du chloral, ce malade se calme visiblement, ses idées sont encore diffuses, mais il demande à travailler. On l'occupe aussitôt dans les champs, il paraît fort calme, travaille assez bien pendant trois jours, puis est repris d'une suractivité délirante qui cesse et se reproduit encore deux fois dans l'espace d'un mois.

Après ces crises successives, le calme reparaît, se consolide, le délire s'efface peu à peu et ce malade qui a travaillé d'une façon très intelligente pendant deux mois consécutifs, sort guéri de l'établissement.

Il y a quelques jours, ce malade nous est ramené dans le même état qu'il y a un an.

Les rémittences sont fréquentes dans la manie chronique dont la marche est loin d'être uniforme, comme on pourrait le supposer.

La mélancolie, la lypémanie et l'hypocondrie sont de toutes les affections mentales, celles qui se compliquent le plus souvent de rémittences.

La rémittence ne doit cependant pas être considérée comme une cause absolue d'incurabilité, car l'observation de tous les jours prouve le contraire.

Il suffit, du reste, de faire observer qu'elle se montre d'une manière bien caractéristique dans les formes les plus facilement curables.

5o INTERMITTENCES

L'intermittence doit, dans presque tous les cas, être considérée comme plus grave que la rémittence.

Ce caractère de la folie est si grave et si important, qu'il a donné lieu à une forme bien distincte d'aliénation mentale.

Les folies intermittentes, les folies périodiques et les folies circulaires, différentes entre elles à cause de certaines de leurs manifestations, mais ayant, selon nous, un lien commun qui en fait des variétés appartenant à la même famille, se distinguent complètement des autres formes d'aliénation mentale.

Pour nous, l'intermittence n'est pas un symptôme ; c'est un caractère pathognomonique d'une affection spéciale qui a son histoire propre. Ces maladies, le plus souvent héréditaires, ne sont guère susceptibles d'une guérison sérieuse.

Les rémissions proprement dites s'observent surtout dans la paralysie générale progressive.

Elles sont extrêmement variables et donnent souvent lieu à des erreurs de pronostic.

Le pronostic, en effet, ne consiste pas seulement à exprimer la curabilité ou la non curabilité d'une maladie, mais il faut encore déterminer la durée, le mode spécial de terminaison, les affections secondaires qui peuvent survenir pendant son cours, le danger des rechutes et des récidives, leur fréquence, etc.

Les rémissions les plus complètes et les plus longues ne sont point des guérisons ; et on doit toujours s'attendre à la terminaison ordinaire de cette affection dans un temps plus ou moins éloigné, lorsqu'on a constaté une première fois les symptômes psychiques et somatiques qui la caractérisent.

L'étude de ces rémissions est extrêmement intéressante et mérite d'être complétée.

Il nous est impossible, sous peine d'être entraînés trop loin, de traiter cette question avec tous les développements nécessaires; nous sommes dans la nécessité de nous limiter à quelques indications générales sur le pronostic.

La vie moyenne des paralytiques, qui n'ont pas eu de rémissions sérieuses, calculée sur un très grand nombre de ces malades, varie de douze à quinze mois.

Plusieurs de ces malades succombent à des

congestions cérébrales avant d'avoir atteint la dernière période de leur affection.

On a observé que les paralytiques, montrant dès le début de leur affection, de l'excitation maniaque, étaient plus souvent que les autres favorisés par des rémissions.

La durée de la rémission nous a paru en rapport avec l'effacement des symptômes somatiques.

En général, la durée d'une affection mentale est en raison inverse de son degré de curabilité.

Pendant la première année qui suit le début, les formes curables ont les plus grandes chances de guérison. Après cette période, le pronostic d'abord douteux, devient rapidement défavorable.

On ne tarde pas, du reste, à voir se confirmer le pronostic par la transformation de la maladie.

Les affections mentales, primitivement incurables, ne se transforment pas ; telles sont l'idiotie, la démence, la paralysie générale et la plupart des cas d'épilepsie.

Quant aux formes curables telles que la manie, la mélancolie, l'hypocondrie, les monomanies, etc., dès que la guérison devient impossible, elles ne tardent pas à se transformer soit en manie chronique, soit en démence.

La constatation des symptômes de ces deux dernières affections permet de se prononcer avec certitude sur le pronostic.

CHAPITRE V

Les affections antécédentes jouent dans la détermination de la folie un rôle variable dont il y a lieu de tenir compte, soit pour le traitement, soit pour le pronostic.

Nous avons déjà signalé l'importance de certaines maladies considérées comme causes déterminantes des affections mentales.

Avant d'instituer le traitement et de se prononcer sur le pronostic, il est important d'établir une distinction générale sur le mode d'action des affections antécédentes.

Dans bien des cas, ces affections, considérées en elles-mêmes, sont guéries lorsque la folie éclate. Il est utile, tout d'abord, de se rendre compte de l'espace de temps compris entre la cessation des symptômes de la maladie antécédente et le début de l'aliénation mentale.

Lorsque la maladie antécédente exerce une influence directe sur la folie, elle a cessé le plus souvent peu de temps avant l'apparition du délire.

Dans ce cas, le traitement et le pronostic se déduisent des désordres organiques et fonctionnels qui ont été la conséquence de la maladie primitive.

Après une affection grave, telle qu'une fièvre typhoïde, une variole, etc., un malade est débilité, anémié, et montre un délire spécial en rapport avec son état général ; il est incontestable que, dans ces cas, les plus fréquents, le traitement doit être rationnel et simple, et le pronostic favorable.

Lorsque l'affection antécédente se continue, le pronostic de l'aliénation mentale se lie fatalement à cette affection et se mesure le plus souvent au résultat qu'il est permis d'espérer du traitement.

Un jeune marin, après avoir contracté en Cochinchine une entérite chronique, rentre en France profondément débilité et est pris d'un délire mélancolique avec illusions sensorielles et troubles de la sensibilité générale. Un traitement tonique reconstituant combiné avec quelques astringents, modifie l'état général, améliore ses intestins et il ne tarde pas à s'éveiller. Après trois mois de médication, l'intestin guérit, reprend ses fonctions régulières à mesure que le délire s'efface et la guérison simultanée des deux affections se confirme et devient définitive.

Il semble que les affections de l'appareil de la digestion exercent sur les maladies mentales une influence toute spéciale.

Cependant, en suivant tous les appareils de l'organisme et les maladies diverses qui s'observent tous les jours, il nous serait facile de trouver des rapports éloignés ou prochains avec les troubles du système nerveux central.

Les maladies utérines notamment exercent une influence très grande sur les fonctions des centres nerveux.

Dans quelques cas, le simple rétablissement de la menstruation amène une amélioration sensible et même la guérison d'une affection mentale.

Les maladies intercurrentes, sans lien direct avec la folie, exercent cependant, dans quelques cas, sur cette dernière affection une influence très remarquable.

Ces maladies constituent un élément d'aggravation du pronostic lorsqu'elles sont chroniques ou incurables, telles sont la phtysie, un grand nombre d'affections du cœur, etc.

Un fait étrange, incontestable, semble se dégager depuis quelques années de l'observation clinique éveillée sur les transformations que subit l'aliénation mentale sous l'influence de certaines affections intercurrentes.

Un grand nombre de faits établissent que des mélancoliques, des lypémaniaques, des maniaques et même, dit-on, des paralytiques, ont été guéris à la suite de grandes suppurations.

Nous croyons que pour les affections mentales curables, ce résultat peut se produire à la suite de la plupart des maladies aiguës graves.

Un grand peintre de notre époque, atteint depuis trois mois de lypémanie, avec idées de suicide, fut pris de gangrène des extrémités, qui mit ses jours en danger. Après un mois de traitement spécial il guérit presque simultanément de sa gangrène et de son aliénation mentale et put reprendre avec succès ses travaux fort recherchés.

Une femme mélancolique guérit de sa folie à la suite d'une variole grave.

Même les maladies incurables, peuvent être notablement amendées après ces grandes perturbations de l'organisme.

Un individu, âgé de 35 ans, avait depuis douze ans, plusieurs fois par semaine de violentes attaques d'épilepsie. En Janvier 1877, un ictère fort grave menace sérieusement son existence. Pendant le cours de cette maladie qui dure un mois, il ne se produit aucune attaque épileptique. Il guérit de son ictère, ses facultés intellectuelles, auparavant affaiblies, obscurcies, sont visiblement améliorées. Pendant trois mois, ce malade n'a plus d'attaques, il s'occupe et demande sa sortie de l'établissement. Depuis cette époque il est placé, se conduit bien et dit n'avoir plus eu d'attaques. Telle est la situation de cet homme à la fin d'avril 1878 : est-il guéri? retombera-t-il?

Pendant le cours des maladies graves, lorsque la folie doit être améliorée ou guérie, on observe des modifications avantageuses progressives dans l'état mental des malades ; et dans ces cas, il est permis de pronostiquer, si non la guérison complète, du moins une amélioration notable.

Les maladies concomittentes sont intimément liées à l'affection mentale.

« C'est vraisemblablement parce que les grands centres nerveux sont lésés dans la folie, que les congestions cérébrales, les attaques de convulsions, les hémorrhagies cérébrales, les encéphalites intercurrentes sont si fréquentes pendant les diverses périodes des affections mentales. (CALMEIL.) »

Le pronostic de la folie se déduit le plus souvent du pronostic des affections concomittentes qu'il est quelque fois permis de prévoir et d'annoncer.

Le degré de gravité de ces diverses affections se mesure en général sur le siège, l'étendue et la persistence de la lésion cérébrale ainsi que sur les symptômes généraux qui en sont les conséquences.

Toutes ces affections, telles que les congestions sérieuses et sanguines, les hémorrhagies, les ramollissements partiels, diffus ou généralisés, les abcès, les encéphalites, les anévrismes, les embolies, la mylite, etc, offrent un nombre considérable de variétés qui peuvent modifier sensiblement le pronostic et rapprocher ou éloigner la terminaison.

Après les considérations rapides qui précèdent, nous devons rappeler qu'il faut toujours tenir compte de l'état individuel des malades, de leur organisation physique et morale, de leur idiosyncrasie, de l'activité cérébrale et de la résistance vitale si variable.

Il est des aliénés qui resistent à des affections intercurrentes d'une extrême gravité, tandis que d'autres sucombent rapidement sans montrer de symptômes alarmants.

Il n'est pas rare de trouver dans le cerveau d'un aliéné un nombre considérable de foyers hémorrhagiques, alors qu'on n'en soupçonnait pas l'existence.

Des lésions matérielles profondes se produisent souvent sans qu'aucune manifestation
extérieure puisse les faire soupçonner.

CHAPITRE VI.

NATURE DE LA MALADIE — ANATOMIE PATHOLOGIQUE. — CLASSIFICATION GÉNÉRALE.

CHOMEL considérait la nature de la maladie en général comme la première et la principale base du pronostic.

Il recherchait le siège et l'étendue de la lésion, son degré, l'intensité des phénomènes locaux et généraux, ainsi que la puissance de la nature et de l'art.

Malgré l'obscurité qui régne encore sur un grand nombre de points de la pathologie cérébrale, nous sommes convaincus que la folie est une affection organique ou fonctionnelle des centres nerveux.

Rechercher dans l'analyse méthodique des manifestations extérieures, les altérations du système nerveux central, suivre leur marche variable, prévoir les complications et les conséquences qui peuvent en résulter, tel est le but du pronostic, basé sur la nature de l'affection.

La constatation des lésions de nutrition et de circulation de l'encéphale éclaire toujours le pronostic et permet souvent d'éviter de graves erreurs cliniques et médico-légales.

Ceux qui ont connu l'histoire des troubles de la circulation cérébrale de SANDON, qui a tant fait parler de lui, ont pu bien longtemps avant sa mort, diagnostiquer son état mental et prévoir la terminaison de son affection du cerveau. Il est mort d'une attaque d'apoplexie, et on a trouvé dans son cerveau plusieurs foyers hémorrha-giques à diverses périodes de transformation.

Pour éviter une étude trop longue sur l'ana-tomie pathologique considérée dans toutes ses manifestations, après avoir établi que les désor-dres les plus variés se rencontrent dans le cerveau de la plupart des aliénés sans qu'il ait été possible jusqu'à ce jour de préciser la lésion spéciale qui correspond à chaque forme de folie, nous nous bornerons à résumer quelques points relatifs à la question des localisations cérébrales, examinées surtout au point de vue du diagnostic et du pronostic.

L'étude des localisations, pour suivie sérieuse-ment depuis quelques années, est destinée à élucider bien des faits encore obscurs, de la pathologie cérébrale.

Le premier fait bien constaté est dû à BROCA, qui a fait connaître la fonction spéciale de la troisième circonvolution du lobe antérieur gauche.

La plupart des aphiasques, ayant le plus souvent une hémiplégie à droite, ont une lésion de cette circonvolution.

LUYS a découvert l'atrophie des régions mo-trices de l'écorce cérébrale chez des individus amputés depuis plusieurs années.

Parmi les faits les plus nombreux qu'il a

accumulés depuis quelques années, nous rap-
pellerons cet homme amputé de la cuisse
gauche depuis vingt-cinq ans et chez lequel,
Luys trouva une atrophie nettement localisée
dans la deuxième circonvolution frontale droite
qui présentait une scissure.

Trois fois, dit-il, le cerveau d'amputés de la
cuisse était lésé à la partie antérieure de la
frontale.

M. Duguet dit avoir constaté une atrophie
au niveau de la pariétale ascendante chez un
amputé du bras.

M. Chuquet a rapporté l'observation d'un
individu amputé du bras gauche depuis cinq
ans, chez lequel il trouva une atrophie de la
partie supérieure de la circonvolution pariétale
ascendante et du lobe paracentral du côté
droit.

Quand on a observé pendant la vie, dit
Dieulafoy, une paralysie limitée au bras,
et quand on rencontre à l'autopsie une lésion,
hémorrhagie, ramollissement, tumeur, localisée
à une partie de la circonvolution frontale ascendante du côté opposé à la paralysie, on se dit,
avec juste raison que ce point lésé, riche du
reste en grandes cellules nerveuses doit être le
centre moteur du bras.

En suivant ce raisonement, que l'observation
multipliée peut seule confirmer, on est conduit
à admettre que le centre moteur du membre
inférieure semble se trouver sur un point de la
circonvolution pariétale ascendante.

Pour la face, le centre moteur serait dans la
deuxième circonvolution frontale.

Nous avons déjà dit que le langage et la parole dépendaient de la troisième circonvolution frontale gauche. (BROCA.)

Nous devons ici rappeler que ces diverses circonvolutions sont alimentées, chacune, par une branche corticale de la sylvienne.

Les hémorrhagies cérébrales peuvent se faire dans toutes les régions du cerveau, mais elles ont pour siége de prédilection, la région centrale ganglionnaire desservie principalement par l'artère sylvienne.

Les symptômes immédiats et consécutifs, la marche et le pronostic, sont liés au siège de l'hémorrhagie et à l'abondance de l'épanchement.

Si elle se limite aux noyaux gris, il n'y a que l'hémiplégie, si l'épanchement se fait dans es ventricules, on constate des symptômes graves d'apoplexie, et lorsque la capsule interne est touchée, il se produit des contractures secondaires.

L'hémorrhagie est le plus souvent la conséquence d'anévrysmes miliaires, produits généralement par une péri-artérite diffuse.

L'hémi-anesthésie, si bien étudiée par CHARCOT est la conséquence d'une lésion spéciale d'une partie de la capsule interne alimentée par la branche lenticulo-optique, ramification des branches centrales ou perforantes de la sylvienne.

La partie antérieure de la capsule interne réunit les fibres nerveuses affectées à la transmission des mouvements.

Sa partie postérieure renferme un faisceau qu'on croit destiné à la transmission des impressions sensitives et dont la lésion produit l'hémi-anesthésie.

Rappelons ici les dispositions les plus importantes de la capsule interne.

Ce tractus blanc, en s'engageant entre les noyaux extra et intra-ventriculaire du corps strié envoie des fibres à ces noyaux et elle s'adjoint de nouvelles fibres venues de ces noyaux et de la couche optique.

Dès lors, ces fibres commencent à diverger et à se rendre sous le nom de couronne rayonnante de Reil, aux circonvolutions cérébrales et aux noyaux gris de l'écorce.

C'est par ces dispositions, qu'on s'explique pourquoi il ne survient pas de sclérose descendante tant que la lésion reste limitée dans l'un des noyaux gris extra ou intra-ventriculaires, dans la couche optique ou dans l'avant-mur.

Cette considération est très importante, au point de vue du pronostic, car, dans la plupart de ces cas, il est permis d'espérer la guérison de l'hémiplégie.

Tandis que si la lésion a compromis le tractus fibreux blanc en un de ces points, il survient une sclérose secondaire descendante accompagnée de contracture, limitée au bras quand la lésion n'a pas dépassé les parties supérieures de la moelle et affectant la jambe dès que la sclérose atteint la région lombaire.

L'hémi-chorée symptômatique qui, le plus souvent, est liée à l'hémi-anesthésie du même côté, s'observe quand la lésion cérébrale atteint le pied de la couronne rayonnante, et probablement, un faisceau spécial qui se trouve en avant et en dehors du faisceau de fibres sensitives dont la lésion produit l'hémi-anes-thésie. (CHARCOT).

Les atrophies secondaires sont l'indice d'une lésion médullaire portant sur les cellules des cornes antérieures de la moelle.

C'est la même lésion qu'on retrouve dans l'atrophie musculaire progressive.

La sclérose des cordons postérieurs est la lésion spéciale de l'ataxie locomotrice.

Les contractures tardives de l'hémiplégie sont associées à la sclérose descendante du cordon latéral de la moelle épinière; et cette sclérose descendante est une lésion secondaire consécutive elle-même à la lésion cérébrale.

Les fibres du cordon latéral de la moelle, après s'être entre-croisées au niveau du collet du bulbe, traversent la protubérance et contribuent à former l'étage inférieur du pédoncule cérébral.

A l'issue du pédoncule, ces fibres unies à des fibres d'autres provenances, forment la capsule interne, dont nous avons indiqué les dispositions supérieures.

Les convulsions épileptiformes de certains hémiplégiques sont sans doute consécutives à la sclérose descendante et à l'irritation secondaire du bulbe.

Ces attaques épileptiformes précèdent souvent des attaques apoplectiformes ou alternent avec elles. On les observe chez les malades dont es lésions cérébrales, hémorrhagies, tumeurs, ramollissement, sclérose en plaques, méningo-encéphalites diffuses ou paralysie générale progressive, ont déterminé des scléroses descendantes. (Charcot).

Luys rappelle qu'il est assez fréquent de voir des vieillards qui perdent subitement connaissance, reviennent à eux et ne peuvent plus parler; après deux ou trois jours ils récupèrent la parole. D'autres fois, on voit se developper une hémiplégie.

Dans ces cas, Luys considéré qu'il s'est produit une ischémie et non une hypérémie.

« Une femme perdit un jour connaissance subitement, en revenant à elle, il y avait une perte complète de la parole. Des synapismes sont appliqués sur le front, la parole se rétablit. Le lendemain, hémiplégie droite. A l'autopsie, on trouve dans le corps strié gauche un foyer récent, et dans les circonvolutions cérébrales, particulièrement dans le lobe gauche une altération caractéristique due à l'oblitération des artères sylviennes.

Le tissu cérébral, en effet, était blanchâtre, mollasse.

L'ischémie et l'hypérémie peuvent toutes deux donner lieu à l'aphasie (Luys).

Après des autopsies de cerveaux ayant appartenu à trois femmes atteintes d'aphasie avec absence complète du pouvoir d'articuler les sons, Luys a trouvé les lésions suivantes :

Première lésion. — Foyer de ramollissement dans la circonvolution de l'insula.

Deuxième lésion. — Tumeur volumineuse comprimant la circonvolution de l'insula et la troisième circonvolution gauche.

Troisième lésion. — Circonvolutions intactes, altération des deux corps striés.

Pour les cas d'aphasie, Luys établit une distinction qu'il désigne sous la dénomination d'atoxie verbale.

Il est, dit-il, des malades chez lesquels l'émission des sons n'est pas en rapport avec la pensée.

A l'autopsie, on trouve des altérations dans les régions postérieure, moyenne et antérieure du cerveau, en même temps que dans le corps strié

A la société médicale des hôpitaux, le docteur Luys rapporta l'observation d'une femme de trente deux ans qui, douze avant son décès avait eu une hémiplégie droite avec aphasie.
L'aphasie disparut quinze à dix-huit mois après l'accident, et l'hémiplégie persista.

Le cerveau présenta une destruction presque complète de la troisième circonvolution frontale gauche et de l'insula, avec atrophie du lobe gauche. Du coté droit, au contraire, on constata une hypertrophie du lobe, surtout au niveau de la roisiéme circonvolution.

Ce fait confirme l'idée déja émise des suppléances cérébrales et nous ne doutons pas que cette question soit sous peu complétement élucidée par les recherches qui se poursuivent en ce moment.

Les éléments de pronostic se dégagent naturellement des considérations sommaires qui précédent et dont l'importance' déjà grande est destinée à s'accroître.

La folie considérée surtout au point de vue de la nature, de son traitement et du pronostic, pourrait être divisée en trois grandes classes, que nous ne pouvons qu'indiquer] sommairement

1º Les folies essentielles où idiopathiques pour lesquelles on n'a pu jusqu'à ce jour trouver de lésion appréciable par nos moyens d'investigations.

Cette classe, destinée à diminuer, par suite de progrès qui s'affirment tous les jours, renferme surtout des folies héréditaires ou déterminées par des causes morales.

2º Les folies sympathiques, produites par des lésions organiques éloignées du cerveau, tels que le cœur, le foie, l'estomac, l'intestin, l'appareil génital, etc.

3º Les folies symptomatiques, affections directes de l'encéphale troublé dans sa nutrition, sa circulation, sa conformation physique, sa constitution chimique et hystologique.

Dans l'examen rapide des diverses variétés d'aliénation mentale que nous ferons pour compléter cette étude sommaire, il est utile de ne pas perdre de vue cette classification générale.

CHAPITRE VII

RÉSUMÉ GÉNÉRAL

La folie est une maladie des centres nerveux, à l'étude de la quelle on doit surtout appliquer les méthodes purement médicales

L'aliénation mentale est curable dans bien des cas.

D'après les statistiques générales, le nombre des guérisons, comparé au nombre total des admissions, est de trente pour cent.

Pour les cas de folie simple, tels que manie, mélancolie, monomanie, la proportion des guérisons s'est élevée jusqu'à quatre-vingt cinq pour cent.

Les formes incurables sont plus ou moins susceptibles d'amélioration, et, dans la plupart des cas, le pronostic est encore très important, soit au point de vue de la famille, soit au point de vue des questions médico-légales.

Les éléments de pronostic de l'aliénation mentale doivent être recherchés dans l'histoire générale de l'affection et du malade lui-même.

ÉTIOLOGIE

L'hérédité est une cause fréquente et grave, au point de vue du pronostic. — Les plus grandes chances de guérison de l'aliénation mentale se constatent jusqu'à l'âge de 45 ans; après cette époque, le degré de curabilité suit une marche rapidement décroissante. — Les femmes aliénées guérissent plus facilement que les hommes, surtout à cause de la paralysie générale progressive, affection incurable jusqu'à ce jour, très fréquente chez l'homme.

Le tempérament nervoso-sanguin qui prédispose à l'aliénation mentale est un élément de pronostic très variable.

Le célibat, considéré comme une cause de folie n'aggrave pas le pronostic.

Les éléments de pronostic tirés des professions, de l'éducation et de l'instruction sont modifiées sensiblement par chaque cas particulier. La civilisation et le progrès, malgré quelques conditions défavorables, ne peuvent que faciliter les guérisons de l'aliénation mentale.

Les idées religieuses exagérées aggravent notablement le pronostic.

Les événements politiques, pouvant dans certains cas déterminer la folie, n'exercent aucune influence sensible sur sa terminaison.

Les grands centres de population où on rencontre un nombre considérable de paralytiques, constituent un élément fâcheux de pronostic.

Le printemps et l'automne président le plus souvent à l'amélioration notable ou à l'aggravation de l'état mental.

Les causes morales, telles que les émotions et les passions, dont l'action est vive, de courte durée, constituent des éléments très favorables de pronostic.

Le pronostic de la folie produite par les chagrins, la misère et surtout certaines passions,
est d'autant plus grave que la cause a été continue et de longue durée.

La contagion n'existe pas en aliénation mentale.

L'imitation, grave au point de vue de la détermination de la folie, ne l'est pas en général pour
son pronostic.

L'emprisonnement cellulaire peut être une
cause de folie; son pronostic se mesure à la
continuité et à la durée de cette cause.

Les troubles organiques et fonctionnels déterminés par les causes physiques donnent en général la mesure du pronostic de l'aliénation mentale.

Lorsque la folie n'est pas produite par une
lésion incurable de l'organisme, les éléments de
pronostic, tirés des causes physiques sont, le
plus souvent favorables.

SYMPTOMATOLOGIE GÉNÉRALE

Les malades dont l'habitude extérieure attire
le plus les regards, à l'exception des épileptiques,
sont généralement les plus curables ; tels sont
les maniaques, les mélancoliques.

L'activité cérébrale, même désordonnée est
un élément favorable de pronostic.

La longue durée et la continuité des troubles
divers de la sensibilité générale aggravent le
pronostic.

Les troubles de la motilité, tels que parésies,
tremblements des membres, fibrillations des

muscles, mouvements vermiculaires des lèvres et de la langue, embarras de la parole, déviation de la face, sont des éléments fort graves de pronostic.

La carphologie annonce, dans la majorité des cas, une mort très prochaine.

Les troubles de l'organisme qui compliquent l'aliénation mentale sont des éléments variables, mais précieux de pronostic.

Le délire aigu, généralisé, excentrique, avec excitation, continu, mais d'une durée limitée, est le plus souvent d'un heureux pronostic.

Les conditions les plus défavorables se trouvent souvent dans le délire mixte, calme, dépressif et remittent, surtout quand sa durée est prolongée.

Le délire partiel, systématisé, plus ou moins concentrique, laisse des doutes sur le pronostic.

L'acuité du délire est, en général, une condition favorable de pronostic.

Un affaiblissement léger des facultés intellectuelles est toujours plus grave que certaines perversions complètes.

Les troubles de l'attention n'impliquent pas par eux-mêmes un pronostic défavorable.

L'incohérence est un élément fâcheux de pronostic, lorsqu'elle est permanente et qu'elle ne dépend pas de l'acuité ou de la multiplicité des conceptions.

Les désordres de l'imagination, quelque grands qu'ils soient, ne sont pas d'habitude d'un fâcheux pronostic.

Les lésions de la mémoire se rencontrent

surtout dans les affections les plus graves de l'encéphale.

Les perversions de la volonté sont toujours dangereuses, quoique le plus souvent curables.

Les troubles permanents du jugement offrent le plus souvent une certaine gravité, au point de vue d'un pronostic éloigné.

Les hallucinations de l'ouïe liées à un délire calme sont généralement d'un fâcheux pronostic.

L'affaissement des sentiments affectifs doit toujours inspirer des craintes pour l'avenir, bien plutôt que la perversion.

L'absence ou la perversion du sens moral est d'un pronostic grave, en dehors du délire maniaque et mélancolique.

Les facultés instinctives anéanties ou perverties font supposer des troubles profonds des fonctions cérébrales.

MARCHE. — DUREE. — TERMINAISON.

Un début rapide avec délire bien caractérisé et une marche régulière font espérer une heureuse terminaison.

L'uniformité et la régularité dans les phases diverses de l'aliénation mentale sont des éléments très favorables de pronostic.

Les périodes d'excitation, liées parfois aux congestions actives ou passives de l'encéphale, laissant le plus souvent des traces de leur passage, sont toujours des éléments défavorables de pronostic.

Les paroxysmes offrent toujours de la gravité, non-seulement au point de vue du pronostic, mais aussi à cause de leurs conséquences immédiates.

L'impulsion instinctive, considérée, en elle-même, est plus grave par ses effets immédiats que pour le pronostic de l'affection mentale.

La rémittence est un élément de pronostic qui retarde toujours la marche de l'affection et compromet parfois la guérison.

L'intermittence est toujours plus grave que la rémittence.

Les rémissions ne sont qu'un temps d'arrêt et ne doivent pas inspirer d'illusions pour l'avenir.

La durée des maladies mentales est généralement en raison inverse de leur dégré de curabilité.

La curabilité, très grande pendant la première année, décroît rapidement après cette période de temps.

Le pronostic de l'aliénation mentale se mesure souvent au pronostic de l'affection antécédente, qui en a été la cause déterminante.

Les maladies intercurrentes aggravent le pronostic de la folie, lorsqu'elles sont chroniques ou incurables.

Il arrive souvent que des maladies aiguës graves guérissent l'aliénation mentale.

Le pronostic des affections concomittentes donne souvent la mesure du pronostic de l'aliénation mentale.

NATURE. — ANATOMIE PATHOLOGIQUE, — CLASSIFICATION GÉNÉRALE.

Les lésions organiques et fonctionnelles, les

troubles de la nutrition et de la circulation constituent des éléments précieux de pronostic.

L'étude des localisations cérébrales doit éclairer bien des points encore obscurs de la pathologie mentale et donner au pronostic une plus
grande précision.

Les dispositions et les fonctions de la capsule
interne, notamment, ont une importance capitale
pour le diagnostic et le pronostic.

Relativement aux centres moteurs connus et
aux régions psychiques encore à déterminer, il
est utile, en vue de l'avenir, de connaître les
faits acquis de suppléances cérébrales.

Au point de vue du pronostic et du traitement
il nous a paru important de considérer l'aliénation mentale sous trois formes générales distinctes : les folies idiopathiques ou essentielles,
les folies sympathiques et les folies symptomatiques.

DEUXIÈME PARTIE
PATHOLOGIE SPÉCIALE

CHAPITRE PREMIER

DIAGNOSTIC. — THÉRAPEUTIQUE.

En nosographie, le diagnostic est la base essentielle du pronostic.

Cet axiôme n'est pas rigoureusement applicable pour l'aliénation mentale.

La classification, généralement admise des affections mentales, malgré les formes diverses qui ont été ajoutées depuis quelques années, n'a pas une précision suffisante pour qu'on puisse par le nom seul de la maladie déduire un pronostic uniforme.

Chaque forme de folie comporte des variétés, parfois importantes, et il existe souvent des différences individuelles qui modifient complètement le traitement et le pronostic.

Le monde se contente aisément de l'appellation générale et lorsqu'un médecin dit qu'un individu est atteint de folie, on est généralement satisfait.

Les aliénistes ne peuvent se borner à ce diagnosti: par trop primitif et étant donné les

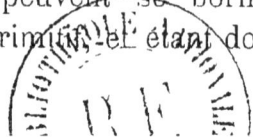

diverses formes admises d'aliénation mentale, ils font rentrer chaque cas particulier dans l'une de ces formes.

Aujourd'hui déjà on va plus loin et on applique au diagnostic la connaissance des centres moteurs et des centres psychiques.

La précision de ce diagnostic n'est pas encore suffisante; il y a lieu d'admettre un certain nombre de variétés et surtout de se rendre compte de l'état du cerveau, de ses fonctions, de l'état général de l'individu et de ses organes.

Le diagnostic se déduit naturellement des antécédents et de l'examen direct du malade.

Dans ces recherches, qui nécessitent une grande habitude clinique et ce qu'on a appelé le tact médical, on rencontre toujours des éléments variables de pronostic que nous avons déjà signalés dans la première partie de ce travail.

Il nous reste, pour terminer cette étude rapide, à signaler sommairement, pour chaque forme d'aliénation mentale, les conditions générales du pronostic.

Le pronostic, pour toutes les formes de folie curables ou même incurables, varie sensiblement d'après les médications employées.

Avant d'être conduit dans un établissement spécial, l'aliéné a souvent été soumis à divers traitements qu'il est utile de connaître; car, souvent, ils ont aggravé la maladie ou modifié ses manifestations.

Il est certain qu'un traitement intempestif, irrationnel, ne peut qu'aggraver l'affection mentale et laisser supposer, si on l'ignore, une ancienneté plus grande et parfois une acuité exceptionnelle.

Il est des traitements qui, appliqués à des affections réputées curables, retardent plus ou moins la guérison.

La thérapeutique de l'aliénation mentale est très variable, en dehors même de certaines conditions générales qui font la base du traitement moral.

On conçoit la nécessité qu'il y a de bien connaître ce qui a été fait et ce qu'il est utile de faire avant de se prononcer sur le pronostic.

Le traitement de l'aliénation mentale mérite une étude spéciale qui serait, selon nous, le complément de l'étude du pronostic.

CHAPITRE II.

Le maniaque est aux yeux du monde le type de l'aliéné.

On conçoit aisément que l'imagination des personnes qui voient pour la première fois un accès de manie soit vivement impressionnée.

La grande agitation, les éclats assourdissants, les scènes de violence, les actes désordonnés et tumultueux, la divagation parfois étrange, le trouble profond de toutes les facultés mentales, les paroles insensées, décousues, sans suite, laissant supposer une innombrable quantité d'idées qui surgissent sans ordre dans le cerveau, ce chaos immense où les illusions sensorielles, les hallucinations, les troubles les plus variés de la sensibilité générale, se succèdent et s'enlacent avec une rapidité et une violence exceptionnelle ; l'animation de la physionomie, l'ardeur du regard, l'activité incessante, le délabrement du costume, sont certainement des manifestations excentriques susceptibles d'inspirer l'étonnement et l'effroi.

Ce désordre général de toutes les facultés de l'entendement est plus apparent que réel ; car l'expression de la pensée est relativement d'une extrême lenteur, malgré la volubilité des paroles, si on les compare aux idées innombrables, par-

fois élevées, surprenantes, qui traversent le
cerveau dans un court espace de temps.

Au milieu des réticences, des expressions tron-
quées, des phrases incomplètes, il est souvent
facile de reconnaître des conceptions logiques,
des sentiments vrais; et il est permis de
constater que parfois l'association des idées
acquiert une grande puissance, que l'imagination s'élève et grandit jusqu'à produire une
richesse d'images et une hauteur de pensées
qu'on n'aurait jamais supposées; que la mémoire
réveille des souvenirs oubliés depuis longtemps,
en un mot, que l'exaltation des facultés intellectuelles est un caractère remarquable du délire
maniaque.

Cette suractivité fonctionnelle, cette turges-
cence spéciale ne dépassant pas certaines limites
constituent des éléments, on ne peut plus favorables du pronostic.

Les illusions et les hallucinations qui se multiplient et harcèlent le malade tendent à dominer
les conceptions délirantes et effacent les manifestations réelles de l'intelligence.

Si, par un moyen quelconque on peut attirer
l'attention du malade, le délire cesse tout-à-coup;
il semble que le maniaque a laissé tomber
son masque et on se trouve en présence d'un
homme presque raisonnable. Cette suspension
n'est que momentanée, l'attention ne peut être
maintenue, elle s'efface et aussitôt le délire
aigu reparaît.

Tous les appareils de la vie de relation par-
ticipent à l'exaltation délirante; les fonctions
digestives sont activées, la force musculaire est

augmentée; on voit de ces malades crier, courir déchirer, se deshabiller pendant plusieurs jours et plusieurs nuits, sans éprouver d'autre fatigue qu'une raucité de la voix qui survient après des vociférations d'assez longue durée.

Par suite d'un degré souvent très prononcé d'anesthésie et d'analgésie, ces malades s'exposent au froid, à l'humidité, se font de profondes blessures sans en avoir conscience, et il arrive quelquefois qu'une affection intercurrente les emporte rapidement.

La pneumonie, la plus fréquente des affections intercurrentes des aliénés est surtout à redouter.

Lorsque le délire acquiert une acuité exceptionnelle, il ne saurait durer longtemps sans menacer l'existence du malade.

Dans les cas de mort, à la suite de manie suraiguë, il se produit une fluxion sanguine active, qui frappe à la fois le cerveau et les méninges. Le malade est dans une agitation extrême, ses yeux sont rouges, sa figure altérée, la langue et les lèvres sont sèches et fuligineuses, la peau est chaude et exhale une odeur repoussante, la voix est vive et le pouls fréquent. (1)

La manie aiguë la plus effrayante des affections mentales, est cependant celle qui guérit le

---

(1) Il est une forme de délire aigu, désignée sous le nom de manie grave et que j'appelle pseudo-méningite, pour distinguer cette affection spéciale du cerveau de la folie proprement dite. Son diagnostic, reconnu jusqu'à ce jour comme extrêmement difficile, surtout au début, est d'une importance capitale. Cette affection est le plus souvent mortelle et se termine rapidement. Dans les cas douteux, la température rectale confirme le diagnostic et permet d'annoncer un pronostic des plus graves. Lorsque cette température dépasse 39 degrés, on doit s'attendre à un décès inévitable qui survient en quelques jours.

plus fréquemment. Dans ces cas très nombreux, ou elle se termine par la guérison, les manifestations délirantes diminuent avec une rapidité variable, les hallucinations disparaissent, l'incohérence s'efface et la raison s'affermit.

On observe souvent pendant la convalescence un état particulier de tristesse, d'impressionnabilité nerveuse qui nécessite certaines précautions, et la continuation du traitement moral, surtout lorsque le sommeil est agité, troublé par des rêves pénibles.

Le sentiment de lassitude, de courbature générale, que les maniaques accusent au déclin de la maladie, est d'un heureux pronostic.

La réapparition des migraines, des dyspepsies, des douleurs névralgiques, des malaises divers de l'état normal, qui avaient disparu pendant la durée de l'accès, sont des éléments certains de guérison très prochaine.

« La manie simple, dépourvue de toute complication et survenant chez un sujet jeune, est, de toutes les affections mentales, celle qui présente le plus de chances de guérison, en tenant compte d'ailleurs des conditions qui influent d'une manière générale sur le pronostic de la folie (MARCÉ).

GUISLAIN comptait 7 guérisons sur 10 malades.

Sur 269 guérisons obtenues par ESQUIROL, 238 se produisirent la première année.

Sur 28 accès de manie, MARCÉ a eu 2 cas de mort, l'un par suite de complication choréique, l'autre par une affection organique du cerveau intercurrente. Un seul cas est passé à l'état chronique. Ces 25 malades ont guéri en moins de six mois de traitement.

Les maniaques guérissent peu l'hiver; la curabilité suit une progression croissante depuis le printemps jusqu'à l'automne.

Les rechutes aggravent toujours le pronostic; après le quatrième accès, la curabilité est douteuse. Cependant, la manie aiguë est toujours curable à des degrés divers, tant qu'elle ne se transforme pas en manie chronique, presque toujours destinée à se terminer par la démence.

La manie aiguë, qui ne guérit pas, peut se transformer en une autre forme d'aliénation mentale, mais le plus souvent elle passe à l'état chronique pour se terminer plus tard par la démence.

Considérée dans sa marche, on a cru devoir admettre trois variétés distinctes assez importantes pour le pronostic et le traitement, selon qu'elle affecte la forme continue, rémittente et intermittente.

Il est des malades qui dorment très bien et sont agités dès qu'ils s'éveillent; il en est d'autres qui ne dorment pas, sont agités pendant la nuit et plus calmes après une nuit d'insomnie. Quelques-uns sont le matin ou le soir plus calmes ou plus accessibles aux impressions étrangères. Parfois la rémittence est si régulière tous les deux jours qu'on est tenté de croire qu'il y a intermittence.

Ces rémittences très variables retardent la guérison, mais elles ne constituent pas un fâcheux élément de pronostic, tant que la suractivité maniaque persiste et qu'on n'observe pas les premiers symptômes de la manie chronique.

Mais, dès que la suractivité fonctionnelle s'efface, dès qu'on voit se rétablir toutes les fonctions organiques, digestives et autres, et qu'il reste des conceptions délirantes fixes ou morbides, le malade contracte certaines habitudes et se renferme dans un cercle restreint, limité, d'idées et d'actes journaliers ; malgré les périodes d'excitation qui se produisent souvent, on peut affirmer l'existence de la manie chronique qui ne laisse plus de chances sérieuses de guérison.

Les périodes d'excitation de la manie chronique tendent à s'effacer à mesure que la démence approche.

La manie puerpérale est une affection mentale sympathique des femmes en couches, offrant, en général, les principaux caractères de la manie simple, mais se compliquant souvent d'une perversion des facultés affectives et morales qui nécessite une surveillance exceptionnelle. Cette maladie est généralement de courte durée et guérit le plus souvent, si elle est traitée convenablement.

Le traitement, qui donne la mesure du pronostic, doit surtout consister dans des précaution hygiéniques, des moyens généraux, une médication destinée à calmer progressivement la malade et à régulariser ses fonctions. On doit être d'une prudence extrême vis-à-vis des grands moyens thérapeutiques, tels que les émissions sanguines, et les exclure au besoin, car il existe souvent de dangereuses contre-indications.

Quant aux folies périodiques, intermittentes, circulaires ou à double forme dont on a fait une variété de manie, elles nous paraissent devoir être distinguées complètement au point de vue surtout du pronostic.

Ces affections mentales forment une classe spéciale, à caractères bien définis, et ne doivent pas être considérées comme un symptôme particulier de la manie.

La folie intermittente est le plus souvent héréditaire et incurable dans la plupart des cas.

La folie circulaire, dont la symptomatologie diffère de la précédente, est produite par les mêmes causes et sa guérison est fort rare.

« Chose remarquable, ces deux variétés de la manie et de la mélancolie, qui, prises isolément, sont plus curables que les autres, présentent la gravité la plus grande, lorsqu'elles se réunissent pour former la folie circulaire. Jusqu'ici nous n'avons vu que des rémissions plus ou moins marquées dans le cours de cette affection, *jamais*, nous n'avons observé ni de guérison complète ni même d'amélioration durable (FALRET). »

CHAPITRE III.

DÉLIRE PARTIEL. — MONOMANIES. — FOLIE RAI-
SONNANTE. — FOLIE AMBITIEUSE. — FOLIE DU
DOUTE AVEC DÉLIRE, DU TOUCHER. — PEUR
DES ESPACES. — ÉROTOMANIE. — KLEPTOMA-
NIE. — PYROMANIE. — DYPSOMANIE. — FOLIE
HOMICIDE. — FOLIE SUICIDE.

Le délire partiel, surtout qnand il est systématisé, stéréotypé, comme le dit FALRET, est
généralement d'un fâcheux pronostic. Quelques
considérations sur ses différentes variétés nous
paraissent indispensables pour l'indication sommaire des principaux éléments de pronostic.

Les formes diverses de folies, qu'on a désignées sous le nom de monomanies, offrent un
grand intérêt clinique et médico-légal.

La monomanie forme une classe nombreuse
d'affections mentales parfois très différentes et
nous devons faire observer que cette dénomination tend à disparaître, parce qu'elle manque
de précision et n'est plus en rapport avec les
progrès de la psychiatrie.

Les variétés que l'on classait autrefois sous
cette appellation générale, se sont spécialisées,
ont reçu des noms plus rationnels, et tendent à
former chacune une affection mentale distincte.

La monomanie, considérée d'une manière générale, ne saurait être définie cliniquement : une affection mentale caractérisée exclusivement par l'existence d'une idée fixe.

Cette affection a, comme ⁿutes les autres, son histoire, c'est-à-dire son étiologie, sa symptomatologie, sa marche, sa durée, son pronostic, son traitement

Le délire du monomaniaque est généralement calme, tenace, partiel, plus ou moins limité et tend sans cesse à s'organiser et à s'étendre.

L'idée fixe, à l'exclusion de tout autre symptôme ne se montre guère qu'au début et se transforme rapidement en une série d'idées, de conceptions délirantes.

La nature du délire est infiniment variable, et ses manifestations sont aussi nombreuses que l'expression de la pensée humaine.

Les malades atteints de cette affection grave difficilement curable, et dont on a cependant nié l'existence, sont sujets à des paroxysmes qui, souvent, donnent l'éveil et inspirent à la famille et aux amis les premiers doutes sur un état mental, depuis longtemps déjà sérieusement atteint.

Les monomanies sont idiopathiques, sympathiques ou symptomatiques ; cette distinction qu'il est utile de chercher dans tous les cas à bien établir est d'une grande importance pour le pronostic et le traitement.

L'hérédité joue un rôle important dans la genèse de ces affections, surtout lorsqu'elles paraisent idiopathiques.

Pour ne pas nous éloigner des classifications

admises, sans toutefois vouloir les imiter, et aussi pour être conséquents avec nos principes, nous croyons qu'il est possible de diviser les monomanies en intellectuelles, affectives, morales et instinctives.

Folie raisonnante. — La folie morale ou folie des actes est le plus souvent héréditaire ; caractérisée par les apparences d'une raison saine, elle cache à une observation supperficielle, des troubles parfois profonds des facultés intellectuelles, affectives et morales, souvent difficilement perceptibles

Ces malades, justement redoutés de ceux qui les entourent ou qui sont chargés de les diriger, raisonnent d'une façon adroite et trouvent des explications pour tous les actes bizarres, absurdes, toujours nuisibles, qu'ils commettent sans cesse, en prenant parfois certaines précautions, lorsqu'ils n'agissent pas sous l'influence d'emportements maniaques fréquents et toujours dangereux.

Ils se plaisent à calomnier, critiquer, réclamer sans relâche, ils poussent à la haine, à la révolte ceux qui veulent les écouter, ils mentent effrontément, se défendent avec habilité lorsqu'ils sont pris en flagrant délit.

Ces aliénés qu'on est souvent porté à croire, dont on nie trop facilement l'état mental, et ses conséquences, sont de véritables fléaux pour leur entourage.

La lésion manifeste de la volonté chez ces malades, et les perversions affectives, constituent des éléments très défavorables de pronostic.

Folie ambitieuse. — La monomanie ambitieuse est caractérisée par un délire partiel, systématisée, tendant à l'exagération excessive du sentiment de la personnalité.

Le malade qui se dit roi, empereur, pape, etc., se trompe sur sa personnalité, comme celui qui se croit l'inventeur du mouvement perpétuel, de la quadrature du cercle, grand architecte, peintre célèbre, ne se rend aucun compte de sa valeur réelle. Mais l'un et l'autre parle et agit d'après ses conceptions, et l'idée délirante est une conviction qui augmente, se fortifie toutes les fois qu'on cherche à la combattre par le raisonnement ou tout autre moyen.

Cette forme de folie, assez souvent curable, quand elle n'est pas trop ancienne, diffère complétement de la paralysie générale progressive dans laquelle on rencontre très fréquemment des idées ambitieuses, généralement plus décousues et plus extravagantes.

Folie du doute avec délire du toucher. — Cette monomanie intellectuelle peut être classée parmi les variétés qu'on a designées sous le nom de sensoriales.

Elle consiste surtout dans l'impression extrêmement pénible et le sentiment de répulsion profonde qu'éprouvent les malades à la vue ou au contact de certains objets.

Une idée juste, à laquelle, en général, on n'attache qu'une importance médiocre, peut devenir, par son exagération, le point de départ de raisonnements pessimistes, dont les conclusions ne sont autre chose que les manifestations étranges qu'on a l'occasion de constater souvent, et dont les malades eux-mêmes, reconnaissent parfois l'absurdité.

L'idée de la rage, de la syphilis, de la variole, du choléra, du poison, etc, se transforment dans l'esprit des malades qui finissent par ne plus pouvoir supporter la vue d'un animal, le contact des personnes, du linge, des objets en cuivre, etc.

Cette forme spéciale de folie, dont les manifestations principales sont très variables et que le docteur LEGRAND DU SAULLE a étudiée récemment d'une façon remarquable, nécessite peut-être plus que toute autre l'examen approfondi de l'état physique et moral des malades, et surtout la recherche des troubles de la sensibilité générale, base essentielle du pronostic.

La curabilité de cette affection, quelles que soient ses manifestations extérieures, est intimement liée à l'ancienneté, aux causes et à la nature intime des troubles de la sensibilité générale.

Peur des espaces. — *Agoraphobie.* — Cette affection, en ce moment à l'étude, qui prêterait à de grands développements et suscitera d'intéressantes discussions, porte le nom de sa manifestation la plus ordinaire.

Pour faire une maladie spéciale de la peur des espaces, on la distingue avec soin des diverses espèces de vertiges; cependant, il est possible qu'on arrive à prouver cliniquement que, dans bien des cas, ce n'est qu'un symptôme de maladies bien différentes. Elle a été définie: « un état névropathique particulier, caractérisé par un sentiment d'angoisse et de terreur, sans perte de connaissance, se produisant en présence d'un espace donné (LEGRAND DU SAULLE).»

A cette impuissance qu'éprouvent ces malades à la vue d'une grande place, d'un boulevard, qu'il leur est parfois absolument impossible de traverser, on peut opposer l'impulsion irrésistible qui jette certains aliénés à travers une porte qu'on entr'ouvre; si on les laisse passer sans résistance, le plus souvent, dès qu'ils ont franchi le seuil, ils s'arrêtent et demandent à rentrer.

Le trouble spécial de la sensibilité générale et la lésion le plus souvent consécutive de la volonté doivent donner dans ces cas la mesure du pronostic.

Érotomanie. — L'érotomanie diffère essentiellement de la folie hystérique et de la nymphomanie; elle est caractérisée par un amour platonique, exagéré, pour un objet ou une personne connue ou imaginaire.

L'érotomane s'adresse aussi bien aux personnes qu'aux êtres inanimés, il n'attend rien, aucune faveur de l'objet de sa tendresse infinie qui se suffit à elle-même. Il est tout entier absorbé par ses sentiments qui le poussent sans cesse vers la contemplation de son idole; ses pensées, ses paroles, ses actes, sont la conséquence nécessaire de son idée dominante.

Il est de la plus haute importance pour le pronostic de ne pas confondre l'exaltation affective de ces malades avec la perversion morale de celui qu'une impulsion irrésistible pousse à montrer ses organes génitaux aux femmes qu'il voit dans la rue ou à se masturber publiquement.

« L'érotomanie est à la nymphomanie ce que les affections vives du cœur, mais chastes et honnêtes, sont au libertinage effréné (ESQUIROL).»

Kleptomanie. — La manie du vol complique parfois des affections mentales différentes.

Elle n'existe à l'état de monomanie que, lorsqu'en dehors de cette tendance irrésistible, les actes de la vie sont réguliers et les facultés intellectuelles dans un état à peu près normal.

Le nombre des monomanies impulsives tend à diminuer sensiblement, depuis que les progrès de la psychiatrie ont prouvé, dans bien des cas, que des actes incompréhensibles, considérés autrefois comme isolés se rattachent à des états pathologiques ou physiologiques bien constatés ou à des névroses mieux étudiées.

C'est ainsi qu'on rencontre souvent des femmes poussées au vol sans but et sans besoin, seulement lorsqu'elles sont dans un état de grossesse avancée.

Les épileptiques délirants, des maniaques chroniques, certains paralytiques sont souvent kleptomanes.

Pyromanie. — La manie incendiaire est très fréquemment la conséquence de l'épilepsie larvée ou délirante. Elle peut cependant rester à l'état de monomonie. Cette affection, toujours grave, doit être étudiée avec le plus grand soin, car elle a une importance clinique et médico-légale considérable.

Dypsomanie. — L'existence de cette maladie mentale est démontrée depuis quelques années, et il y a lieu de la distinguer de l'alcoolisme.

Cette affection est surtout paroxystique; elle

offre dans sa marche des intermittences et des
périodes de calme presqu'absolu, d'une durée
variable.

Au moment de la crise, les malades absor-
bent d'une façon irrésistible, inconsciente, des
quantités considérables de liquides alcoolisés.
Ils se cachent souvent pour satisfaire plus libre-
ment ces besoins impérieux, et il arrive qu'ils
sont atteints d'alcoolisme sans que leur famille
ou leurs amis aient jamais remarqué des écarts
de régime.

La dypomanie est donc une affection mentale
qui peut produire l'alcoolisme; tandis que la
dypsomanie alcoolique n'est qu'une particularité
de l'alcoolisme au début.

Depuis plusieurs années, une demoiselle
anglaise était prise tous les mois environ de
dypsomanie. Pendant ses crises qui duraient de
quatre à cinq jours, elle absorbait des quantités
énormes d'eau-de-vie qu'elle cachait dans son
lit. Après ces excès, ignorés de sa famille, elle
fut prise un jour de *delirium tremens* ,qui donna
l'éveil et nécessita une surveillance spéciale
qu'elle trompait quelques fois. Mais, lorsqu'il
lui était impossible de se procurer de l'alcool,
dès que la crise arrivait, elle vidait tous les fla-
cons de sa table à toilette.

En dehors de ces crises, cette jeune personne,
qui avait reçu une brillante éducation, se mon-
trait femme du monde accomplie.

La dypsomanie, en général, d'une guérison
difficile, affecte les formes rémittente, intermittente, périodique, mais n'offre jamais le carac-

tére spécial de continuité progressive de la dypsomanie alcoolique.

Folie homicide. — La monomanie impulsive, homicide, tend à disparaître pour être remplacée par l'épilepsie larvée.

D'après les auteurs qui, jusqu'à ce jour, l'ont admise comme une forme distincte, cette affection mentale est caractérisée par l'impulsion homicide à laquelle les malades résistent pendant un certain temps, mais qui finit toujours par les dominer et donne lieu à des drames de la dernière gravité, si on ne prend à temps, des mesures conseillées par la raison et l'expérience.

Quoi qu'il en soit, cette forme de monomanie est le plus souvent incurable, et on ne doit pas se laisser influencer par certaines apparences de raison, quelles que soient leur importance et leur durée.

En dehors des impulsions instinctives, il est un assez grand nombre d'aliénés qui commettent des meurtres sous l'influence de conceptions délirantes, d'illusions personnelles, d'hallucinations de l'ouïe, et surtout de perversion des facultés affectives.

Il est prouvé que souvent ces malades choisissent leurs victimes dans leurs familles, parmi les personnes qu'ils ont le plus aimées avant de perdre la raison.

Les tendances homicides existent ou se produisent avec la plus grande facilité dans la plupart des affections mentales. Il y a peu d'aliénés qui n'aient traversé une période de leur existence pendant laquelle ils ont été réellement dangereux.

Folie-suicide. — L'impulsion au suicide se montre chez un assez grand nombre d'aliénés; elle est instinctive, subite ou motivée, préméditée.

Le suicide n'est pas toujours un acte de folie; mais de tous les motifs allégués ou admis dans les statistiques, l'aliénation mentale fournit le plus fort contingent.

« L'imitation, le récit fréquent d'actes semblables, tous les motifs, en un mot, les plus nobles, les plus sérieux, comme les plus mesquins et les plus futiles, peuvent conduire un homme au suicide, en lui laissant la plénitude de sa liberté morale. (MARCÉ) »

L'impulsion au suicide est en dehors des formes aigues et de courte durée de l'aliénation mentale, un élément très défavorable de pronostic.

Les idées de suicide poussent parfois les malades à refuser toute espèce de nourriture et cette détermination aggrave considérablement le pronostic.

Sur 5,617 suicides constatés, en France, en 1874, il y en a eu 1,622 attribuées aux maladies mentales.

L'ivrognerie a été signalée 572 fois, la misère et les revers de fortune 652, les chagrins de famille 701, l'amour, la jalousie, les souffrances physiques, les peines diverses, les auteurs de crimes capitaux et autres causes inconnues, 2,070 fois

Toutes ces formes diverses d'aliénation mentale, dans lesquelles le délire est plus ou moins limité et qui semblent rationnellement devoir guérir facilement, laissent en général peu d'espoir de guérison. Il semble que le degré de curabilité de l'aliénation mentale est en raison inverse de l'étendue des manifestations délirantes.

CHAPITRE IV.

FOLIE RELIGIEUSE. — LYPÉMANIE. — DÉLIRE DES PERSÉCUTIONS.

La folie religieuse se montre sous les aspects les plus divers; elle affecte presqu'indifféremment la forme aiguë, chronique, rémittente, intermittente, périodique; mais dans la majorité des cas, il se produit des périodes paroxystiques indéterminées pendant lesquelles les malades nécessitent les plus grands soins et une surveillance spéciale.

Cette variété d'aliénation mentale est caractérisée par des illusions personnelles, des hallucinations de l'ouïe surtout, des conceptions délirantes, des troubles divers de la sensibilité générale et une tendance manifeste à la généralisation du délire.

Chez les femmes, le délire religieux se complique souvent de manifestations hystériques, formant un étrange contraste.

Un grand nombre d'épileptiques affectent une exagération toute spéciale de sentiments religieux qui cachent souvent une profonde hypocrisie; ils se mettent à genoux et font de longues prières, ils se munissent de chapelets, de livres de messe, etc.

Les tendances et les impulsions instinctives homicides ou suicides, s'observent assez fréquemment dans la folie religieuse, affection toujours grave, souvent héréditaire et qui, dans bien des cas, laisse peu d'espoir de guérison.

Lypémanie. — Cette forme spéciale d'aliénation mentale est caractérisée par l'existence de conceptions délirantes limitées, de nature triste, avec conservation de la jouissance normale de la plupart des facultés.

Les malades atteints de cette affection, considérée à l'état simple, se conduisent comme des personnes raisonnables dans la majorité des actes de la vie; leur jugement, en dehors de leurs conceptions fausses, est intact, mais ils sont de plus en plus dominés par leurs idées fausses, dont les conséquences se multiplient parfois et atteignent une généralisation variable du délire.

Les uns, après une perte d'argent insignifiante, se croient ruinés et s'imposent des privations que rien ne justifie ; d'autres s'accusent de fautes imaginaires, se disent déshonorés, ils ont commis des actes honteux et leur famille doit subir des peines qu'ils ont seuls méritées.

Dans cette voie d'idées tristes, qui s'enchainent, ces malades peuvent aller jusqu'au suicide.

La lypémanie se montre assez fréquemment à l'état aigu; cette forme est très grave et compromet souvent la vie du malade. Elle se complique presque toujours de troubles sérieux des fonctions organiques. L'insomnie, l'inappétence, la constipation opiniâtre et parfois le refus d'aliments sont des éléments importants de pronostic.

Dans les cas simples, cette forme de folie offre quelques chances de guérison surtout si on applique à temps un traitement rationnel.

Délire des persécutions. — Un grand nombre de lypémanies, de monomanies sensorielles, sont désignées aujourd'hui sous le nom de délire de persécution.

Cette forme spéciale de folie, par son importance clinique, sociale et médico-légale, doit occuper dans le cadre nosologique, un rang élevé bien défini.

Le délire des persécutions est très fréquent et souvent difficile à diagnostiquer.

Ce délire, tout en restant plus ou moins limité, s'organise, se systématise et à partir de ce moment, il doit être considéré dans la plupart des cas, comme extrêmement redoutable.

Un malade qui a pu cacher jusqu'au dernier moment, à ses parents, à ses amis, ses conceptions délirantes, s'entend parfois insulter, de la même façon, partout où il va et prend la détermination de s'armer pour le cas où il serait attaqué trop violemment. Il croit qu'un individu qu'il a connu autrefois et avec lequel il n'a eu aucune relation depuis plus de trente ans, l'a diffamé et le fait poursuivre par ses insulteurs. Il rencontre plusieurs fois cet homme, éprouve le désir de le frapper, mais il se retient. Enfin, un jour il sort de chez lui avec un révolver dans sa poche, personne ne l'insulte, il trouve sur son passage celui qu'il accuse des infamies qu'il subit, et sans réflexion, tire sur ce vieillard cinq coups de révolver et va se constituer prisonnier. Ce n'est qu'alors qu'il dévoile toutes les tortures qu'il a endurées sans jamais se plaindre. Nous citons sommairement ce fait exceptionnel, parce qu'il prouve que le délire des persécutions est souvent difficile à constater et que les paroxysmes dangereux ne sont pas toujours liés à à l'hallucination.

Dans la majorité des cas, cependant, le persécuté se montre assez communicatif; il raconte assez volontiers, si non ce qu'il veut faire, du moins ce qu'il éprouve.

Le persécuté est le plus souvent tourmenté par des hallucinations de l'ouïe et des troubles de la sensibilité générale.

Le persécuté est actif ou passif, d'après certaines dispositions physiques et morales se rapportant surtout au tempérament et au caractère antérieur.

Les manifestations délirantes, les actes de ces malades peuvent quelquefois être prévus si on tient compte de l'état d'activité ou de passivité. « Quelques malades tuent ou se donnent la mort, parce qu'ils entendent une voix qui leur en donne l'ordre. » (MARCÉ.)

Une femme se croit poursuivie par des ennemis qui font tout au monde pour lui nuire, elle s'enferme chez elle et met le feu à sa maison.

Il existe entre le caractère antérieur des malades, leurs conceptions délirantes et leurs déterminations des rapports qu'il est très important de rechercher, surtout en vue de l'avenir.

Le pronostic du délire des persécutions est toujours fort grave, tant au point de vue de la maladie elle-même que de ses conséquences funestes.

CHAPITRE V

Mélancolie. — Hypocondrie

La mélancolie est une affection mentale éminemment dépressive et concentrique. La vie de relation se transforme, s'affaiblit et tend à s'effacer, alors que la vie organique est quelquefois plus active. L'équilibre nécessaire entre ces deux vies est rompu; les organes subissent rapidement dans leurs fonctions d'abord, plus tard dans leur texture, l'influence fatale de ce trouble qui frappe à la fois le moral et le physique et se traduit par des symptômes de l'ordre intellectuel et de l'ordre somatique.

On a admis trois variétés de mélancolie ne formant quelquefois que trois degrés divers d'une même maladie.

La mélancolie sans délire qui permet au malade de se rendre compte de ses tendances de ses conceptions, de son état général.

La mélancolie simple, qu'on a subdivisée en mélancolie suicide, anxieuse, manie mélancolique, mélancolie panophobique, d'après la prédominance des conceptions délirantes.

La mélancolie stupide, très fréquente, est la plus grave, par les désordres organiques

et vitaux qui l'accompagnent ou en sont la
conséquence.

Considérée dans sa marche, la mélancolie
est continue, rémittente ou intermittente.

Ces variétés constituent d'utiles éléments de
pronostic.

Les symptômes psychiques les plus ordi-
naires de la mélancolie simple sont : un abatte-
ment progressif, une tristesse irrésistible ou
inconsciente, un sentiment d'ennui qui pousse
à l'inaction et à l'isolement. Le malade est
absorbé, concentré en lui-même, impénétrable;
son impressionnabilité très variable est parfois
notablement augmentée ; ses illusions et ses
hallucinations déterminent chez lui, sous l'influence d'une impression légère sans importance, des tressaillements intérieurs, des
frayeurs soudaines et profondes, un effroi qui le
glace d'épouvante, en un mot, des troubles
divers de la sensibilité générale qui agissent
directement sur la respiration, la circulation
et l'innervation.

Limité à ces symptômes qui paraissent
alarmants le pronostic est le plus souvent
favorable à moins que l'affection, en se prolon-
geant, ne détermine des désordres organiques
dont il faut toujours tenir compte.

L'inertie toute spéciale des facultés intellectuelles est souvent factice; il ne serait pas
exact de croire, dans tous les cas, à l'automa-
tisme de l'intelligence. La vie morale du
mélancolique est pour ainsi dire intérieure;
il est en relation avec un monde spécial qui
l'absorbe et détruit en grande partie toutes les

influences extérieures. Alors qu'il est absolument indifférent à ce qui se passe autour de lui, son activité cérébrale, qui paraît nulle, est parfois plus grande que dans l'état de raison. C'est ce qui explique, malgré les apparences, le dégré de curabilité de cette affection.

Lorsque au délire mélancolique viennent se joindre des sensations internes ou des conceptions de nature hypocondriaque, il en résulte toujours une aggravation dans l'état du malade.

Il est des mélancoliques qui se préoccupent vivement des fonctions de tel ou tel organe ; ils ne peuvent uriner, leur intestin est bouché, leur estomac renversé ; leurs poumons sont imperméables, leur cœur ne bat plus, on a changé leur sexe, il n'ont plus de bras, leurs jambes sont en verre, on leur a mis une tête de bois, on les métamorphose en pomme, en pain d'épice, leur corps se pourrit et exhale une odeur infecte, ils sont morts, etc.

Ces conceptions, dont la gravité est variable, compliquent le délire mélancolique et peuvent parfois pousser les malades au suicide ou à l'homicide.

L'idée hypocondriaque s'associe à des degrés divers au délire mélancolique et domine quelquefois la scène pathologique, si bien; qu'au point de vue psychique, la mélancolie hypocondriaque et l'hypocondrie mélancolique tendent à se confondre.

En l'absence des idées hypocondriaques, le mélancolique est parfois poussé au suicide.

La vie intellectuelle intérieure impose à ses facultés une activité spéciale ou un état de sommeil apparent ou réel dont il n'est pas toujours facile de se rendre compte; si bien que les actes dangereux, les déterminations parfois si bizarres de ces malades semblent ne pas être en rapport avec la nature de l'affection et la direction du délire.

Le pronostic de la mélancolie stupide est toujours plus grave que celui de la mélancolie simple. Cela s'explique surtout par la diminution notable d'activité cérébrale, l'affaissement intellectuel et organique et les désordres matériels qui en sont la conséquence.

Le sentiment de la conservation, qui s'efface si rarement, est, pour ainsi dire oublié ou notablement troublé chez ces malades. Il sont parfois malpropres, non parce qu'il existe quelque paralysie, mais simplement parce qu'ils s'oublient.

Leur attention est complétement étrangère à l'exercice des fonctions animales comme à tout ce qui se passe autour d'eux.

Malgré ces troubles profonds révelés par l'état organique et psychique du mélancolique stupide, nous devons dire que dans ces cas évidemment graves, on obtient encore un assez grand nombre de guérisons.

Hypocondrie. — Le monde est rempli d'hypocondriaques simples, et nous pourrions presque affirmer qu'il existe peu de personnes qui, à une époque quelconque de leur existence, n'aient eu de véritables idées hypocondriaques plus ou moins tenaces. Qui ne se croit pas ou ne s'est pas cru atteint ou menacé de quelque maladie grave, plus ou moins incurable.

Chez bien des personnes qui sont hypocondriaques d'une façon permanente, les idées de maladies se sont exagérées, imposées, et on conçoit leurs craintes continuelles et les médicaments qu'elles ne cessent de réclamer.

La folie hypocondriaque dont le délire est tenace, plus ou moins étendu et difficilement curable, se complique le plus souvent de troubles de la digestion, de la circulation et d'autres fonctions de l'organisme.

Les éléments de pronostic dans ces affections toujours graves, doivent être recherchés à la fois dans la durée, la nature et l'étendue des conceptions délirantes et dans l'état de l'organisme.

Les troubles divers de la sensibilité générale et l'exagération de leur sensations, ont parfois pour point de départ une lésion organique ou fonctionnelle qu'il est indispensable de découvrir si on veut instituer un traitement rationnel et préciser le pronostic.

CHAPITRE VI

HYSTÉRIE. — NYMPHOMANIE. — ÉPILEPSIE.

CHORÉE

Les attaques convulsives, que nous n'avons pas ici à décrire, constituent la manifestation symptomatique essentielle de l'hystérie simple.

L'absence de tout symptôme délirant, en dehors surtout des crises convulsives, n'exclut pas les troubles les plus variés de la sensibilité générale tels que l'hypéresthésie, l'anéthésies l'analgésie, les contractures, certaines paralysies partielles ou générales, dont il est indispensable de préciser la nature si on veut éviter de graves erreurs de pronostic.

L'hystérie simple n'est pas une névrose de l'intelligence proprement dite; elle diffère notablement de la folie hystérique qui peut cependant, dans quelques cas, en être la conséquence.

Cette névrose spéciale n'atteint presqu'exclusivement que la femme et ne se montre guère avant la puberté, elle affecte une certaine périodicité dans ses manifestations convulsives et semble intimement liée à l'état des fonctions utérines.

Cependant, l'hérédité, ainsi que certaines

altérations du sang, jouent un rôle important dans la production de cette névrose.

Les éléments de pronostic doivent donc se rechercher surtout dans l'ancienneté de la maladie, son étiologie, les troubles de la sensibilité générale et spéciale, et les altérations organiques ou fonctionnelles du sang et de l'appareil génital.

L'hystérie simple, sans complications, surtout quand elle est sympathique ou symptomatique offre des chances de guérison, tant qu'elle ne se transforme pas.

La folie hystérique confirmée diffère notablement de l'hystérie simple.

L'état psychique domine la névrose et ses éléments constitutifs varient notablement.

Il existe un état continu de délire hystérique, relativement calme, traversé à des intervalles variables par des crises paroxystiques qui remplacent le plus souvent les accès convulsifs.

Cette folie spéciale est une entité morbide qui occupe une place importante dans le cadre nosologique, dont la curabilité, possible pendant quelques temps, s'efface rapidement à mesure que l'affection se perpétue.

Cette maladie, en se transformant en démence, conserve longtemps encore les traces sensibles des premières manifestations délirantes.

Dans la folie hystérique, il existe de l'érotomanie sensiblement matérialisée.

Cependant ces malades s'en tiennent à des désirs dont la satisfaction les ennuie, les agace, et qu'elles repoussent ordinairement.

Ces malades éprouvent des troubles spéciaux

de la sensibilité générale. Il en est qui se plaignent qu'on les irrite, on les agace, on les chatouille, on leur met toute espéce d'instruments dans le vagin, etc.

La folie hystérique est à la nymphomanie, ce qu'est l'érétomanie au satyriasis.

En dehors de la folie hystérique bien caractérisée, on rencontre très souvent chez les aliénées atteintes de différentes formes de folie, des tendances hystériques qui aggraventle plus souvent le pronostic de l'affection mentale primitive.

La nymphomanie est caractérisée par une perversion profonde du sens moral et des désirs insatiables.

Cette affection, tout en conservant ses manifestations extérieures caractéristiques, se transforme rapidement et arrive à la démence.

La perversion morale use vite l'activité intellectuelle.

L'épilepsie sympathique ou symptomatique est à peu près la seule curable dans quelques cas.

Quand les attaques sont la conséquence d'un trouble organique ou fonctionnel, susceptible d'être traité avec avantage, il est permis d'espérer la guérison.

La présence de vers dans l'intestin donne lieu quelquefois à des attaques épileptiques.

Un homme du monde, après une syphilis très ancienne et oubliée, fut pris d'une exostose de la clavicule. Peu de temps après il eut des attaques d'épilepsie dont la gravité et la fréquence augmentèrent rapidement. Sa vie était gravement menacée, lorsque, sous l'influence d'un traitement anti-syphilitique son exostose s'effaça et ses attaques cessèrent pour ne plus revenir.

Nous devons dire cependant que l'épilepsie idiopathique ou essentielle subit, sous l'influence du bromure de potassium, des modifications avantageuses; les attaques sont souvent moins violentes et plus rares.

La chorée, considérée comme névrose simple est souvent curable; mais lorsqu'elle est liée à une affection mentale, elle ne laisse guère d'espoir sérieux de guérison. Elle précipite souvent la terminaison par la démence; il n'est pas rare de la voir se compliquer de satyriasis.

Avec les connaissances actuelles sur les localisations cérébrales, il est permis de se demander si la chorée ne serait pas la conséquence d'une lésion fonctionnelle de la capsule interne ou des fibres du cordon latéral de la moelle.

CHAPITRE VII.

IDIOTIE. — CRÉTINISME. — DÉMENCE

L'idiotie et le crétinisme, affections essentiellement incurables, sont susceptibles d'amélioration par l'éducation et un traitement spécial dirigé surtout contre les complications qui se produisent fréquemment.

La démence considérée d'une manière générale, caractérisée par l'affaiblissement progressif, mais très lent, des facultés intellectuelles, est absolument incurable.

La marche et la durée de cette affection varient notablement d'après la forme particulière qu'elle affecte.

La démence aiguë avec une activité fonctionnelle, état délirant, continu est fort grave et menace l'existence, si l'acuité persiste pendant quelque temps. Cette variété est rare, mais il est utile d'être prévenu sur le pronostic, afin d'appliquer le traitement à la cessation hâtive des symptômes d'acuité.

La démence simple est primitive ou consécutive à une affection mentale. Souvent traversée par des périodes d'excitation, quelques paroxysmes qui ne modifient pas sensiblement sa marche, elle est toujours d'une durée relativement longue; car, par elle-même, elle ne compromet pas l'existence.

Cependant il arrive souvent que ces malades succombent à des congestions cérébrales ou à des hémorrhagies.

Dans la démence organique, intimement liée à une lésion matérielle des centres nerveux, le pronostic est plus grave, au point de vue surtout de l'avenir, que pour les autres variétés.

On doit s'attendre à une terminaison parfois rapide par des scléroses, des ramolissements localisés, des congestions, des hémorrhagies, car chez tous ces malades il existe soit des athéromes, soit des anévrismes miliaires, soit d'autres altérations à marche latente qui, tôt ou tard déterminent des accidents d'une gravité exceptionnelle. — La démence sénile est pour le cerveau ce qu'est l'extrême vieillesse pour les organes de la vie de relation.

L'affaiblissement intellectuel est la conséquence de l'usure des centres nerveux; l'activité cérébrale s'est effacée peu à peu.

Les déments séniles ont bien aussi assez souvent des athéromes à la base du cerveau, mais ils sont moins à craindre que dans les autres formes, à cause surtout du ralentissement fonctionnel qui est la conséquence de l'affection.

CHAPITRE VIII

INTOXICATIONS. — ALCOOLISME. — MANIE CON-
GESTIVE. — PARALYSIE GÉNÉRALE PROGRESSIVE.
— FOLIE PELLAGREUSE.

Les intoxications considérées d'une manière
générale n'offrent pas pour l'étude du pronostic
de l'aliénation mentale d'intérêt suffisant pour
qu'il soit nécessaire de s'y arrêter. Les questions qui s'y rattachent dérivent surtout de la
pathologie générale et de la toxycologie.

Il n'en est pas de même de l'alcoolisme que
nous devons examiner rapidement sous ses
différentes formes.

Indépendamment de l'ivresse qui, poussée
au troisième degré, est quelquefois mortelle,
nous admettrons deux grandes classes d'alcoolisme. L'alcoolisme aigu et l'alcoolisme chronique.

L'alcoolisme aigu comporte trois variétés
qu'il est important de distinguer, au point de vue
surtout du pronostic et des questions médico-
légales, qui peuvent être soulevées à leur occasion.

Le *délirium tremens* simple, caractérisé par
un ensemble de symptômes effrayants, tels que

insomnie, délire aigu généralisé, tremblements musculaires, hallucinations terrifiantes et toutes spéciales de la vue, guérit généralement en quelques jours.

Le *délirium tremens* sur-aigu qui se complique souvent de troubles de la circulation et d'affections pulmonaires telles que congestions et inflammations, doit être considéré comme fort grave et menaçant directement l'existence. Beaucoup de ces malades succombent rapidement.

Après plusieurs accès de *délirium tremens* simple il arrive souvent que le dernier, affectant la forme sur-aiguë emporte les malades.

La folie alcoolique, d'une durée relativement longue, montrant des rémittences, des rémissions et même des intermittences, est surtout caractérisée par des illusions sensorielles et personnelles, des hallucinations très variables, des troubles de la sensibilité générale, quelques conceptions délirantes et parfois une perversion menaçante de la volonté.

Cette variété qui dure souvent plusieurs mois, nécessite une surveillance spéciale, aussi doit-on éviter de prendre pour une guérison, une période de calme, ou une rémission.

On voit quelquefois de ces malades, placés dans les asiles, après avoir montré toutes les apparences de guérison, être repris de leur délire sans qu'il soit possible de l'expliquer par de nouveaux excès.

L'alcoolisme sur-aigu si bien décrit par LASÈGUE est, selon nous, une variété de la folie alcoolique.

Les malades qui en sont atteints ont parfois

des idées d'empoisonnement, leur délire plus ou moins limité est généralement calme, et cependant on constate souvent chez eux des tendances homicides ou suicides, d'autant plus dangereuses que leur volonté est en partie annihilée.

Le pronostic de cette variété d'alcoolisme est relativement grave. Cette maladie est curable après un temps plus ou moins long, mais la répétition incessante de la cause essentielle qui la produit doit laisser toujours des doutes sur sa terminaison et inspirer des craintes sérieuses pour l'avenir dans le cas surtout où ces malades vivent en liberté.

La marche de l'alcoolisme chronique, considérée en général, doit être divisée en trois degrés d'après les désordres successifs, fonctionnels, organiques et matériels du système nerveux et de la plupart des organes.

Au premier degré, alors qu'il n'existe pas encore de lésion organique sérieuse, soit du cerveau, soit de l'estomac, soit du foie, soit des reins, il est permis d'espérer une guérison, qui, nous devons le dire, est assez rare.

Mais, dès que les malades arrivent au deuxième degré, le pronostic est fort grave et le traitement ne peut que s'appliquer aux complications et aux accidents consécutifs.

La durée variable de cette affection est généralement limitée. A ce sujet, il est bon de conserver la classification de MAGNUS HUSS, qui permet de préciser la marche et la terminaison de chacune des variétés admises.

L'alcoolisme chronique affecte les formes

anesthésique, hypéresthésique, convulsive,
congestive et parésique ou paralytique.

En général, quand les malades ne sont pas
emportés par des accidents aigus du système
nerveux ou quelque affection intercurrente, ils
deviennent le plus souvent paralytiques et le
pronostic n'est plus qu'une question de temps
assez limité.

Nous devons dire toutefois que la paralysie
générale progressive, consécutive à l'alcolisme
chronique semble durer plus longtemps que la
paralysie générale ordinaire, lorsqu'il ne se
produit pas de rémission.

Manie congestive. — La manie congestive,
signalée et fort bien décrite par BAILLARGER est
une affection mentale curable, mais d'une gravité toute spéciale à cause de sa terminaison
quand elle ne guérit pas.

On doit se hâter de traiter sérieusement cette
maladie dès qu'elle montre ses premiers symptômes, car il ne faut pas oublier que l'insuccès,
c'est la paralysie générale progressive.

Paralysie générale progressive. Cette affection, malgré les cas de guérison peut-être
discutables qui ont été publiées, est jusqu'à ce
jour considérée comme incurable.

Cependant, nous croyons fermement que
traitée au debut par une médication spéciale
à déterminer, elle doit guérir quelquefois.

La durée de cette maladie, assez variable,
est cependant très limitée dans la majorité des
cas ; elle varie d'après les statistiques générales
de 12 à 15 mois.

Il se produit parfois des rémissions plus ou

moins complètes qui ne font que prolonger l'existence des malades et qu'on ne doit jamais considérer comme une guérison.

Folie pellagreuse. — La folie pellagreuse est une affection très grave, difficilement curable, qui frappe à la fois des centres importants de l'organisme.

Cette affection est caractérisée par une altération spéciale de la peau (pellagre) et un délire aigu généralisé, dépressif.

Aux désordres du système nerveux central, se joignent des troubles graves de la digestion, de la circulation et des fonctions de la peau.

Affection essentiellement débilitante, à marche rapide, se montrant surtout au printemps et se reproduisant avec la plus grande facilité les années suivantes alors même qu'on a cru à une guérison complète.

CHAPITRE IX

RÉSUMÉ GÉNÉRAL

En nosographie, le diagnostic est la base essentielle du pronostic.

Le diagnostic se déduit des antécédents et de l'examen direct du malade.

Le pronostic de l'aliénation mentale varie parfois d'après les médications qui ont été employées.

Il est des traitemens ui, appliqués à des affections réputées curables, retardent plus ou moins la guérison.

La manie aiguë, la plus effrayante des affections mentales, est cependant celle qui guérit le plus fréquemment.

Si le délire acquiert une acuité exceptionnelle, il ne saurait durer longtemps sans menacer l'existence du malade.

Les maniaques s'exposent au froid, à l'humidité et contractent souvent des maladies intercurrentes, notamment des pneumonies, affections très fréquentes chez les aliénés.

La réapparition de malaises divers de l'état normal est un élément certain de guérison prochaine.

Les rechutes aggravent toujours le pronostic ; cependant la manie aiguë est curable à des degrés divers, tant qu'elle ne se transforme pas en manie chronique devant se terminer par la démence.

Les rémittences dans la manie aiguë retardent la guérison.

La manie puerpérale guérit le plus souvent, si elle est traitée convenablement.

La folie intermittente est le plus souvent héréditaire et incurable dans la plupart des cas.

La folie circulaire ou à double forme, produite par les mêmes causes, guérit rarement.

Les monomanies sont idiophathiques, sympathiques ou symptomatiques.

L'hérédité joue un rôle important dans la genèse de ces affections, surtout lorsqu'elles paraissent idiopathiques.

Il nous a paru possible de diviser les monomanies en intellectuelles, affectives, morales et instinctives.

Dans la folie raisonnante, folie morale ou folie des actes, la lésion de la volonté et les perversions affectives constituent des éléments très défavorables de pronostic.

La folie ambitieuse, qu'il faut distinguer de la paralysie générale progressive, est assez souvent curable, quand elle n'est pas trop ancienne.

Le pronostic de la folie du doute avec délire du toucher se déduit des causes et de la nature intime des troubles de la sensibilité générale.

L'agoraphobie ou peur des espaces est assez souvent curable ; son pronostic a surtout pour base le trouble spécial de la sensibilité générale et la lésion, le plus souvent consécutive, de la volonté.

Le pronostic de l'érotomanie n'est pas défavorable à moins qu'il existe des conditions aggravantes que nous avons signalées dans la première partie de ce travail.

La kleptomanie simple est assez souvent curable ; mais lorsqu'elle est compliquée ou la la conséquence d'une autre affection mentale, son pronostic varie d'après les complications existantes ou la maladie primitive.

Il en est de même de la pyromanie qui se rencontre fréquemment dans l'épilepsie larvée.

La dypsomanie est une affection mentale paroxystique qui produit l'alcoolisme, quand elle ne guérit pas.

Le pronostic de la folie homicide et de la folie suicide est toujours grave à tous les points de vue.

Il semble que le degré de curabilité de l'aliénation mentale est en raison inverse de l'étendue des manifestations délirantes.

La folie religieuse est une affection toujours grave, souvent héréditaire et laissant peu d'espoir de guérison.

La lypémanie simple est assez souvent curable. Quand elle se montre à l'état aigu, le pronostic est douteux, souvent fort grave, car la vie du malade est sérieusement menacée.

Le délire des persécutions est très fréquent, souvent difficile à diagnostiquer et presque toujours d'un pronostic défavorable.

La mélancolie délirante simple est le plus souvent curable.

Le pronosti · de la mélancolie stupide est plus grave que pour la mélancolie simple à cause surtout de la diminution notable d'activité cérébrale, de l'affaissement intellectuel et organique et des désordres matériels qui en sont la conséquence.

La folie hypo·ondriaque dont le délire est tenace, ancien, plus ou moins étendu est difficilement curable.

· L'hystérie simple, sans complications, surtout quand elle est sympathique ou symptomatique offre des chances de guérisons.

Le pronostic de la folie hystérique est favorable à une époque rapprochée du début de la maladie, mais l'incurabilité arrive rapidement, si une médication rationnelle n'a pu arrêter sa marche envahissante.

Les tendances' hystériques qui compliquent certaines formes d'aliénation mentale, doivent être considérées comme une circonstance aggravante.

La nymphomanie guérit rarement et se transforme rapidement en démence.

L'épilepsie sympathique ou symptomatique est à peu près la seule curable dans quelques cas.

La chorée simple est assez souvent curable; liée à une affection mentale, elle laisse peu d'espoir de guérison.

L'idiotie et le crétinisme sont des affections congénitales essentiellement incurables.

La démence est toujours incurable, mais sa durée varie d'après ses variétés; elle est simple, aiguë, organique ou sénile.

Le *délirium tremens* simple guérit généralement en quelques jours.

Le *délirium tremens* sur-aigu est toujours fort grave et menace rapidement l'existence du malade.

La folie alcoolique offre souvent des rémittences et même des rémissions, et son pronostic est habituellement favorable.

Le pronostic de l'alcoolisme sub-aigu est plus grave; il doit toujours laisser quelques doutes sur la guérison persistante surtout quand le malade vit en liberté.

L'alcoolisme chronique n'offre quelques chances de guérison qu'au premier degré de l'affection.

Ses cinq variétés modifient sa marche et sa durée, mais le plus souvent l'alcoolisme chronique se termine par la paralysie générale progressive quand il ne guérit pas.

La paralysie générale progressive doit être considérée jusqu'à ce jour comme incurable malgré les grandes rémissions constatées et les cas prétendus de guérison.

Cette affection, traitée au début, pourra un jour devenir curable dans quelques cas.

La folie pellagreuse est une affection très grave, difficilement curable, car elle frappe à la fois des centres importants de l'organisme.

Vita brevis, Ars longa judicium difficile.

FIN.

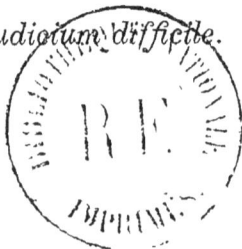

TABLE DES MATIÈRES

INTRODUCTION

FIN DE LA TABLE DES MATIÈRES

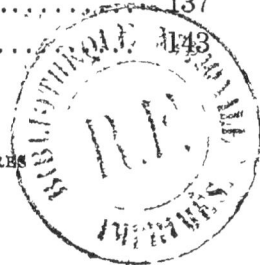

Bordeaux, Imp. Saint-Joseph, P.-M. SORIANO, rue des Menuts, 40

www.ingramcontent.com/pod-product-compliance
Lightning Source LLC
Chambersburg PA
CBHW071857200326
41519CB00016B/4434